美麗

是一步步堆疊而成

申一中 著

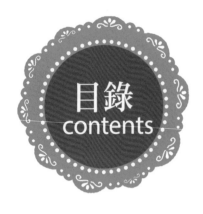

目錄
contents

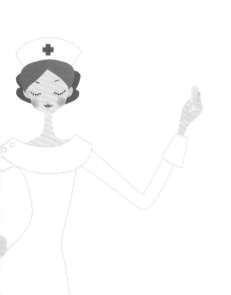

004　推薦序

005　作者序

Chapter 1

006　做好 3+3。晉升美女很簡單

008　飲食、運動、睡眠 3 個基礎好習慣

012　子宮、氣血、肝脾腎 3 個女性重要調理

Chapter 2

028　只要這樣做，
當個健康美女，一點都不難

030　趕走暗沉 擁有好氣色

036　想要肌膚美白有彈性

040　消除黑眼圈 預防熊貓眼

043　消除眼袋 5 大高招

046　秀髮烏黑亮麗 不再早白掉髮

050　祛痘除斑好美顏

056　告別宿便、腸道通暢循環好

Chapter 3

066　輕鬆擁有窈窕好身材！

068　找出自己的減肥證型－中醫 4 證型分明辨

078　5 個減低食欲的穴道按摩

081　3 個消除全身水腫的穴道按摩

088　瘦手臂、小腹、大腿、消小腿浮腫

102　豐胸健乳的美人茶湯

Chapter 4

104 聰明女人擁有好體質

106　改善氣虛 增強抵抗力

112　趕走慢性疲勞 小心文明病

116　改善手腳冰冷 拒當冰棒美人

120　抗衰老 養生益壽

124　增強腦力 改善記憶力

128　紓壓安神好心情

132　睡美人 好睡好美麗

Chapter 5

134 診療室，女人的疑難雜症

136　緩解經痛 月經乖乖來

144　補血養肝 經行不再頭痛

148　熱性、冷底、寒熱夾雜
　　　特殊體質看過來

152　白帶的 4 種體質調理

Chapter6

158 中醫茶飲密技大公開
　　教你調配適合自己的養生茶飲

160　調配一杯適合自己的養生茶湯！

162　四物湯用處多多

166　適性適體質的多種四物湯

168　血寒溫血好氣色

172　血虛補血好美麗

176　血熱涼血攝精氣

180　血瘀行血好健康

184　中將湯怎麼用

184　生化湯怎麼用

附錄

186　本書常用中藥圖鑑

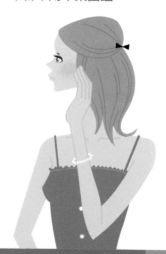

擁有它，妳的美麗就有保障

一本好書，一位摯友，長伴左右，快樂人生，受用無窮。手持申醫師的《美麗：是一步步堆疊而成》，女人～妳真幸福。放眼中外，女人天性愛美，除了家庭、事業，能在生命中永遠不能忘記，從來不曾偷懶的，應該就是要變美麗。要怎麼變美麗？要怎麼保持美麗？《美麗：是一步步堆疊而成》，妳可以考慮擁有它，因為妳的養顏、美容、保健、養生秘方，全都蒐錄其中，擁有它，妳的美麗就有保障。

作者申一中醫師不但學養豐富，對中醫學理論更是精研透澈，結合多年臨床經驗，帶領所有愛美的女性朋友，走一條唯美、專業，又安全之路。現代科技造就出許多科技美人、人工美人，美雖美矣，但那究竟不是源發於人類本體的自然之美。當人類反樸歸真，回歸大自然時，科技與人工都只流於輔助，專業中醫的自體改善與調理，才是期待回歸自然健康之美的正確選擇。本書的特色，也就是傳統中醫的特色，除了傳承數千年博大精深的醫學理論外，經驗法則精髓的運用，也無所不在。

茶飲、藥膳是調理全身體質的基本原則，如何讓現代女性，在忙碌緊張的生活中，輕鬆、方便，又容易取得，並且飲得好，吃得妙，女性讀者們應該詳讀。穴位按摩，則是舒通經絡血脈，通暢氣血，清除滯納的方法。現代人常借助推拿、腳底按摩等，來舒解來自四面八方的壓力或煩惱，不論推拿或腳底按摩，雖然也是不錯的選擇，但卻都必須尋求他人的協助，無法以自我的力量，快速且方便達到目的，但當你學會穴位按摩，人、時、地都已經毋需多做考慮，只要你需要，自己便可以立刻得到滿足。

作者集結多年臨床經驗之精華，以平易的筆觸，口語化的解說，教導女性讀者成為一個內外兼俱，健康、美麗、自信的現代女性。

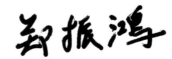

台北市立聯合醫院林森中醫院區院長
中醫內科醫學會理事長

助妳成為健康美麗真女人

門診中常被病人問到平常如何保養身體？可以吃什麼？其實答案還真的因人而異，因為中醫講的是視個人體質對證調理。對證調理聽起來不難懂，但真的做起來卻有一些學問在裡面。這本書的構想就是對於想了解以及針對自己體質對證調理讓自己美麗水水的女性朋友能做深入淺出、簡單易懂的介紹。

在內容方面，第一章是針對打基礎及中醫調理的基本觀點做介紹。第二章是美容、養顏、好氣色的調理。第三章是減重、消腫、好身材的撇步。第四章是中醫所擅長的改善體質（包括加強免疫力，讓手腳溫暖等）。第五章是針對常見的女性所特有的婦科疾病來做改善。第六章稍微複雜一點，會介紹中醫師在開方時的思路好教導大家也能有像專業的能力去辨別自己的體質以及開立組成適合自己體質的茶飲。

本書有一個特色，一個症狀會有幾個不同的茶飲或穴位按摩，也就是會從辨證論治的角度來針對不同的證型來介紹，而不是籠統的以一味茶飲適合一個症狀，實際上這在我的平日看診也是這樣的精神來對症下藥或給建議。書有中醫理論的內容在內，但是我怕大家對於專業名詞的難懂，所以我盡量以白話或比喻來做說明，好讓大家了解及上手。

中醫強調「有諸內，形諸外」，本書直接從體質調整幫助妳由內而外成為健康、美麗、有自信的真女人。

台北市立聯合醫院林森中醫院區中醫兒科主任
中醫內科醫學會秘書長

申一中

Chapter

1

做好 3+3。
晉升美女很簡單

飲食、運動、睡眠
3 個基礎好習慣
P.8

子宮、氣血、肝脾腎
3 個女性重要調理
P.12

飲食、運動、睡眠，養成好習慣

每次到記者會發表新聞稿後，接受記者的訪問都不免被問到日常生活要注意什麼？我都會回答：飲食、運動、睡眠。採訪的記者也知道這是老生常談，但是也不能不談。

我常跟門診中要來調理體質的患者叮嚀，日常的生活習慣就是健康的基礎，只有打好基礎再來用中藥調理，才能發揮最大保養效果。當然也有不信邪的人，依然熬夜、抽菸、喝酒、吃上火食物……，面對這類患者我內心哭笑不得，但也只能耐著性子苦口婆心的碎碎念？這本書不是談飲食、運動、睡眠的專書，所以也不打算找這方面的資料來灌水充頁數，以下所談的是我在門診中跟患者衛教的一些中醫觀點及需要注意的重點。

均衡飲食 ‧ 吃的多不如吃的剛剛好

依據現代營養學及行政院衛生署食品資訊網的建議，平日飲食要由 6 大類食物（五穀根莖、奶類、蛋豆魚肉類、蔬菜類、水果類、油脂類）中，廣泛的選擇各種食物，依照建議的分量攝食，則可達到健康成人每天所需的熱量及營養素。而所謂健康的飲食，不是要我們吃的多，而是要我們吃的剛剛好。而怎麼樣才是所謂的吃的剛剛好呢？就是要均衡的攝取各種營養素。

一般來說，食物所包含的營養素可分為 6 大類：醣類、脂質、蛋白質、礦物質、維生素及水。這 6 種營養素不平均地分布在我們所吃的東西中，每種食物中所含的營養素種類及分量不同，所以必須廣泛的攝取 6 大類食物中的各種食物，以達到身體中各種營養素及熱量的需要量，此即為均衡的飲食。

中醫有所謂「五色五味」營養學，就是五色五味入五臟的說法。中醫對於人體疾病的認知，採取「取類比象」的整體性觀察方法，通過對現象的分析，以探求其內在機理，進行辨證論治。例如青色（綠色）、赤色（紅色）、黃色、白色、黑色是自然中常見的顏色，酸、苦、甘（甜）、辛、鹹五味是飲食中普遍的味道，按照中醫理論中的「取類比象」的方法，把人體五臟與食物的色彩和味道結合起來，食物的色彩、滋味不同，其對於人體各個臟腑的作用也不相同。

顏色味道跟五臟的關係

歸屬五行	五色	五味	所入五臟
木	青	酸	肝
火	赤	苦	心
土	黃	甘	脾
金	白	辛	肺
水	黑	鹹	腎

也就是說要均衡的吃五色及五味的食物來照顧五臟調理出健康好體質。如果更進階一點的，是依照體質以及個人五臟的虛實強弱挑選適合吃、應當吃的五色、五味食物！至於如何辨識自己的體質如何？在這裡先賣個關子，後面的章節中會陸續介紹適合自己體質的茶飲，也會在第六章中介紹中醫師看診時的觀念，讓大家了解後也具有基本醫學的知識來調配適合自己的茶飲。

✚ 中醫小教室

中醫所說的臟腑，一方面固然是指臟器實質而言，但是另一方面，更重要的是並不是指臟器自體，而是指他的功能活動，及表現在體外的各種病理變化。中醫對這些臟腑生理和病理的認知和現代醫學不同，但若要以現代醫學的概念來看，也有簡單的對照方式，如下：

- 肝經藥物：自律神經、貧血
- 心經藥物：循環系統、大腦皮質
- 脾經藥物：消化系統、水分排泄
- 肺經藥物：呼吸系統、免疫系統
- 腎經藥物：腎、泌尿系統、骨骼系統、內分泌系統、腦科

運動 333，窈窕健康跟著來！

運動依達到效果的性質可分為心肺訓練、伸展訓練、重量訓練等 3 大類。重量訓練就是一般所謂的舉重、舉啞鈴之類的動作，除非有特別需要訓練肌肉的需求，不然重量訓練不建議優先考慮。會建議先考慮心肺運動，再增加伸展訓練。心肺訓練有助於全身氣血的循環。心肺訓練的種類很多，跑步、打球、游泳等都算。

心肺訓練的適當量要符合 333 原則，也就是 1 週 3 次，每次 30 分鐘，30 分鐘內心跳數要持續每分鐘 130 下左右。伸展訓練可以協助全身筋骨柔軟放鬆，筋骨柔軟放鬆也有助於心平氣和、氣血調和。伸展訓練例如瑜珈就算是其中一種，次數沒有嚴格限制，只要適當時間、適合地點就可以進行。像我所服務的醫院就有在推廣五禽戲、八段錦，都算是伸展操。

睡飽 8 小時，神清氣爽精神好！

充足睡眠包括擁有好品質且足夠時間的睡眠。一般而言，8 小時是建議較足夠的睡眠時間。當然也有天賦異秉的人，據說拿破崙一天只睡 3 小時、愛迪生 1 天的睡眠時間大約是 4 小時，但是一般人可別輕易嘗試，不夠的睡眠時間，輕則休息不夠免疫力下降，更有傷身損壽過勞死的風險！

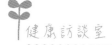

健康訪談室

Q：常被問到辛味就是辣味嗎？

A：辛味跟辣味是不一樣的，例如像肉桂粉的味道就屬於辛味。

Q：常見有人問平常都是走路上下班（課），這樣算不算有運動？

A：要回答這個問題，還是要看前面所講的 333 原則，不符合 333 原則的動作只能算是活動啦！

Q：在我的門診中，常聽有的病人說會多夢，究竟多夢會不會影響睡眠品質？

A：答案其實因人而異。我常把夢比喻為人類睡眠中的朋友，夢的出現主要是潛意識出來服務它的主人解決問題，所以基本上夢是有益無害的。但是有些夢境真的很恐佈，造成作夢的人夢醒猶有餘悸，會讓人有睡不安穩的感覺，這種情況多少是有點影響睡眠的。

子宮、氣血、肝脾腎，
女性重要調理

人體臟腑經絡氣血的活動，男女基本相同。但是由於婦女在解剖上有子宮，在生理上有月經、白帶、懷胎、生產、哺乳等特點，所以在生理和病理上與男性又有所不同。

中醫婦科古籍《女科經綸》說：「婦科疾病多由臟腑功能失常，氣血失調，導致衝、任、督、帶損傷所致。因此，補腎、調肝、健脾胃、調氣血是治療婦科疾病的重要方法。」（衝、任、督、帶是屬於奇經八脈），因此婦女的調理原則為照顧好子宮卵巢、調理氣血、調理肝腎脾胃。

照顧好子宮卵巢

對於女性生理活動，中醫將之概括在子宮的功能上。在古代並無卵巢的認識，所以對於卵巢的生理認識與功能調理，中醫是將之包含在所謂的子宮內。子宮在中醫裏又稱胞宮、女子胞、子臟。在中醫古籍《黃帝內經》中有「奇恆之府」之稱。子宮主要功能如下：

1. 主持月經

月經屬於女性生理特徵之一。它隨腎氣的盛衰而發生有規律的變化，在《黃帝內經 · 素問 · 上古天真論》中記載：「女子七歲，腎氣盛，齒更髮長；二七而天癸至，任脈通，太沖脈盛，月事以時下，故有子；⋯⋯七七任脈虛，太沖脈衰少，天癸竭，地道不通，故形壞而無子也。」這段話是說一般女子在二七——14 歲左右，子宮發育成熟，腎中精氣逐漸充盛，天癸物質產生達一定水平。在天癸的促進下，衝任二脈氣血流通，也充盛起來，血海滿盈而注入子

宮，月經開始按時來潮。到了七七——49 歲左右，腎氣漸衰，天癸枯竭，衝任二脈閉塞，逐漸出現月經紊亂，乃至停經。

2. 孕育胎兒

當女性子宮發育成熟，月經規律，就會具備孕育胎兒的能力。卵巢中的卵子與精子結合之後就會成孕。根據中醫理論，此受精過程是結合了兩性的先天之精。胚胎在子宮中逐漸發育成胎兒，直到 10 月分娩，而胎兒的營養也要靠子宮供給。

同時月經是女性重要的生理現象，是女性具有生殖能力的標誌。在婦科疾病中，月經病最為常見。月經的異常，往往影響生育。中醫治療婦科病多重在調理月經，明朝名醫張介賓：「治婦人之病當以經血為先。」由於月經又跟子宮功能好不好有密切關係，所以要調理好月經，也等於照顧好子宮卵巢。

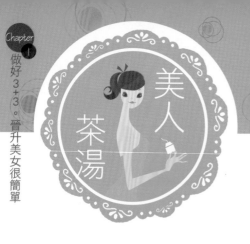

美人茶湯

暖宮調經

四物飲

材料：

熟地 60 克，當歸 40 克，白芍藥、川芎各 20 克

做法：

將所有材料加入 500 cc的清水煮成 250 cc，即可飲用。

注意事項：

一般是在月經過後飲用，每日 1 到 2 次，可連服 3 日。如果要在月經期間飲用，最後先請教中醫師適不適合自己。這裡是介紹適合一般人的用法，到第六章我會針對四物湯的用法做更多詳細的介紹與針對個人需要調整的用法。

● **中藥小知識**

熟地：《本草綱目》「填骨髓，長肌肉，生精血，補五臟內傷不足，通血脈，利耳目，黑鬚髮。」熟地常用於治療月經不調的問題，同時常與白芍、當歸一起使用。

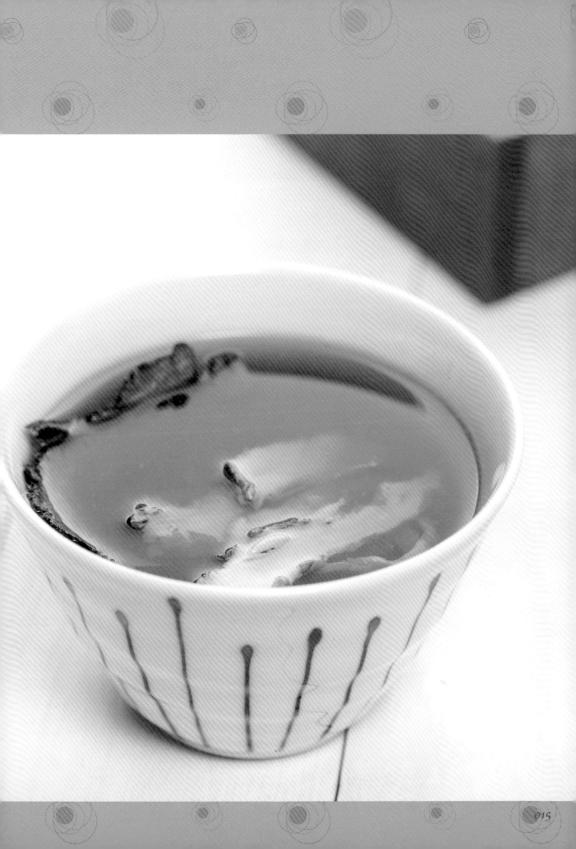

女人！不只要加油打氣，更要補氣調血！

中醫認為婦人以血為本，而血又賴氣行。病在血分，以治血為主、佐以治氣。血隨氣行，無論何種因素，只要影響氣或血，均會使氣血失調而引起疾病。在女性氣血調理上，可分為調理氣血、氣虛補氣、血虛補血三方面。

1. 調理氣血

氣血調和，則五臟安和。婦女不健康致病的根本原因，重點在血行方面的改變，如血虛、貧血、血熱、血瘀等，均能導致經、帶、胎、產諸病證。氣血協調則五臟安和、經脈通暢盛，可使經、帶、胎、產諸病痊癒，調理的方法，又須根據臨床證狀，分辨其在血在氣，然後施治。病在氣分，以治氣為主，治血為輔。

2. 氣虛補氣

「虛者，補之」，氣虛者給予補氣！常被問到什麼是「氣虛」？其實「氣虛」不是單指「疲倦」而已，它是一組症候群，也就是很多相關症狀的綜合體，可以表現為全身或某一臟腑機能衰退的現象，臨床以沒精神、無精打采、眩暈、疲倦、四肢無力、不想說話、說話有氣無力、語聲低微、講話聲音細小、白日易多汗、活動勞累症狀加劇、舌頭顏色淡甚至舌頭虛胖等為主要症狀。《黃帝內經素問・刺法論篇》：「邪之所湊，其氣必虛。」意思是說如果人體強壯健康，邪氣（即細菌、病毒）便不能乘虛而入。所以在抵抗外邪時，免疫能力較差，經常感冒者，這也是算因為氣虛。

氣虛常用的藥材或方劑例如黃耆、人參、白朮、山藥或四君子湯、補中益氣湯。如果氣虛又較易怕冷的人，平日可吃些高熱量的食物，如牛肉、羊肉、黃耆、

當歸、肉桂、生薑、胡椒等。如果因為體質的關係，吃了容易上火，最好要由醫師診斷後，再適當選用。

3. 血虛補血

在談「血虛」時，先釐清一個觀念：中醫的「血虛」就是現代醫學的「貧血」嗎？現代醫學所說的貧血，是指成人血中的血紅素低於標準值（男性 12mg/ml，女性 11mg/ml）。而中醫所謂的「血虛」，是指患者出現頭暈、眼花、面色蒼白、唇色淡，或心悸，或耳鳴等症狀。所以，中醫的血虛是指特定症候群的表現，現代醫學的貧血是指血中某項成份的指標不足，完全是兩個不同的觀念。

中醫認為婦人以血為本，而血又賴氣行。病在血分，以治血為主、佐以治氣。血隨氣行，無論何種因素，只要影響氣或血，均會使氣血失調而引起疾病。在調理補血時，中醫師有一個增加補血功效的小撇步，就是要在補血藥中要加入補氣藥。中醫學認為由於有形之血生於無形之氣，要生血補血就要加入補氣藥，功效才會好。

下面示範從當歸補血湯修改而來的當歸補血茶，就是很好例子，當歸補血湯主要用當歸補血加上黃耆補氣，但是補血的當歸與補氣的黃耆比例是 1：5（也就是歸一耆五，這在我當時準備考中醫師時，可是一個考試的重點呀！），《本草備要》：「黃耆乃補氣之藥，何以五倍於當歸，而又云補血湯乎？蓋有形之血，生於無形之氣，又有當歸為引，則從之而生血矣。」故這一味補茶中重用黃耆補氣，以充裕生血之來源；更用當歸補益血分，以使氣旺及血生。

美人茶湯

滋補元氣
黃耆人參甘草茶

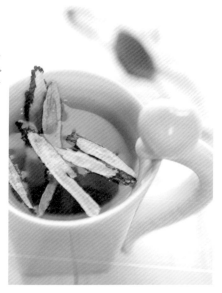

材料：

黃耆、人參各 12 克，甘草 6 克

做法：

所有材料用 500 cc 熱水悶泡 10 分鐘後，

去渣即可飲用。

注意事項：

感冒時，或身體有發炎症狀時，忌用。

活血補血
當歸補血茶

材料：

當歸 10 克，黃耆 50 克

做法：

將材料以 500 cc 清水煮成 250 cc

的水量後，去渣即可飲用。

注意事項：

感冒或月經期間不適合飲用。

增強抵抗力
板藍根抗感冒茶

材料：
板藍根 10 克，金銀花、
蒲公英各 6 克

做法：
所有材料用 500 cc的熱水悶泡 10
分鐘後，去渣即可飲用。

注意事項：
胃寒易消化不良的人不宜過量。

● **中藥小知識**

人參：《本草備要》記載能「大補元氣，添精神」，已知人參能使帶氧的紅血球及刺激
免疫力的白血球增加，從而改善肉體、精神及情緒上的壓力。

板藍根：是十字花科植物菘藍的根，是中藥中常用的清熱解毒藥，《本草便讀》稱其能「清
熱解毒、辟疫、殺蟲」，這些記載都能夠說明古人很早就開始用板藍根預防或
治療感冒等流行性熱病了。

當歸：甘溫質潤，為補血要藥。常配熟地、白芍等同用，如四物湯。若氣血兩虛者，常
與黃耆、人參等同用，如當歸補血湯。

不只男人要保肝顧腎，
女人更要調理肝脾腎！

人體以臟腑經絡為本，氣血為用，臟腑是生化氣血之源，經絡是運行氣血的通路，婦女的月經、胎孕、生育、哺乳等，都是臟腑經絡氣血生化作用的表現。

如之前所提，婦女以血為本，而血生化於脾，藏於肝，腎為先天之本，為陰陽元氣發生的地方，腎主藏精，故肝、脾、腎三臟的生理病理與婦女的健康有著密切的關係。常用的調理法包括疏肝氣、和脾胃、補腎氣。

1. 疏肝氣

肝臟主藏血，肝臟的特性喜中和疏泄條達，「肝主藏血，下行胞宮是為血海」、「肝屬木，木氣沖和條達，不致遏抑，則血脈得暢」。意思是說，如果肝臟的藏血功能不好，則易出現月經不調、閉經、崩漏等。肝失疏泄，肝氣鬱結則血為氣滯，致月經先後不定期、痛經、閉經、經前乳脹等。若肝氣平和，肝血充足，情志舒暢，則人體氣血通暢調達。

所以調理肝氣在於疏肝理氣，也就是說保持肝氣的舒暢。如因焦慮、憤怒等精神刺激，則易損傷肝氣，造成肝氣鬱結。所以平日宜保持心情愉快，當察覺有過度的焦慮或憂鬱的情形時，要趕快想辦法離開低落的心情。而運動也有助於維持較正面的情緒，因此加入適當的運動也有助於疏肝氣。

2. 和脾胃

脾胃為後天之本，營養養分生成變化的來源，也就是說人體出生以後，要依靠脾胃消化、吸收來的營養物質，以供身體各種生理活動、生長、發育的需要，

而女性與生殖功能有關的衝脈，又隸屬於陽明脾胃經，所以婦女的脾胃氣盛（脾胃的消化吸收功能旺盛）則血海滿（血液充足），而使月經周期正常，能受孕、懷胎及正常分娩。如脾胃失調，營養養分生成變化的來源出問題，不能提供足夠的營養物質，就可以發生月經及胎產方面的疾病。在這種情況下，調和脾胃，適當增加營養，增強消化、吸收功能，則婦科疾病可治癒。

一般調和脾胃的方法，須根據不同的病情而定，如虛者，可多吃山藥；實者可多吃幫助消化之山楂；寒者可多吃溫暖脾胃的肉桂、荳蔻、丁香、小茴香、胡椒；熱者選用清脾胃熱的黃連。一般體質者平日可以多吃四神湯來調和脾胃。

脾胃的四種症狀

脾胃虛的症狀	疲倦乏力、胃納差、飯後胃及腹部脹痛、反胃吐酸和宿食不化、排便稀軟甚至水樣。
脾胃實的症狀	胃及腹部疼痛，脹滿拒按，噯腐吞酸，或嘔吐不消化食物，其味腐臭，吐後痛減，不思飲食，大便不爽，大便後稍舒服。
脾胃寒的症狀	腹脹不消化，手腳冰冷，自覺胃中發涼、甚則如伏冰狀，遇寒加重、得溫則緩，喜飲熱水。
脾胃熱的症狀	食量多容易飢餓很會吃，口渴喜飲，腹脹中滿，肢體笨重，尿黃便秘，怕熱，手腳容易流汗。

足三里為治療胃腸疾病的要穴，具有調理脾胃、通腑導滯等功效，凡一切胃腸疾病，不論虛、實、寒、熱之證，都可按摩足三里預防保養。足三里位置：在膝蓋下側，外膝眼下 3 寸，約 5 ～ 6 公分處，脛骨前脊外開 1 橫指。使用法：用大拇指按壓，約 3 ～ 5 秒，可重複 5 ～ 10 次。

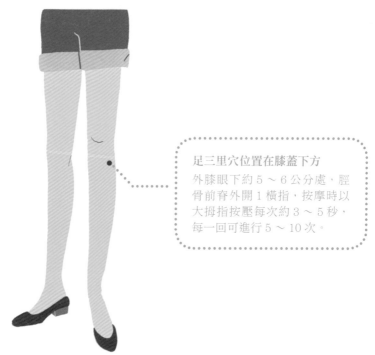

足三里穴位置在膝蓋下方
外膝眼下約 5 ～ 6 公分處，脛骨前脊外開 1 橫指，按摩時以大拇指按壓每次約 3 ～ 5 秒，每一回可進行 5 ～ 10 次。

3. 補腎氣

中醫認為腎為先天之本、腎藏精與人體的生長、發育、生殖與內分泌腺、性腺有密切的關係。婦女腎氣充足，才有行經和孕育的能力。反之，就易於發生這方面的疾病。腎為先天之本，為元陰元陽之根，主藏精，其所藏之精氣，是人

體生長發育和生殖的根本。婦女的月經、胎孕、生育等都是臟腑經絡氣血所化生的功能作用於子宮的體現。《黃帝內經》：「胞脈者，系於腎。」故子宮的生理活動與腎氣盛衰息息相關。

補腎的方法，腎陽虛的宜溫補腎陽，可選用鹿茸、紫河車、巴戟天、鎖陽、肉蓯蓉、菟絲子等藥；腎陰虛的宜滋腎益陰，選用生熟地、女貞子、旱蓮草、何首烏等藥。滋補腎氣，平日可以多吃黑色的食物（因為色黑入腎），或是適量食用堅果類食物。

腎虛的分別

腎陽虛的症狀	腰膝部位酸痛或疼痛寒冷，畏寒，四肢冰冷，精神萎靡，小便不順暢或失禁遺尿，男子性功能下降，更可有陽萎，女子不能懷孕，有時還出現水腫。 腎陽虛的人，最明顯的表現就是全身怕冷或手足冰涼，同時伴有腰膝酸疼、尿頻、精神委靡、畏寒怕風、腹瀉、身體雙下肢浮腫等不適症狀。此外，腎陽虛還會容易導致男女的不育不孕和性冷淡。
腎陰虛的症狀	腰膝部位酸痛，頭暈或耳鳴，聽力下降，口乾咽燥，煩熱，手足掌心發熱，晚上出汗，大便乾結，男子遺精、夢遺、早洩等。

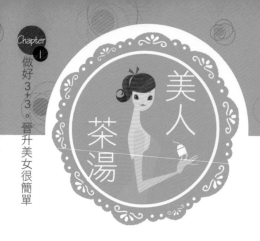

美人茶湯

疏肝理氣
玫瑰疏壓茶

材料：

玫瑰花 6 克，浮小麥 3 克

做法：

將玫瑰、浮小麥洗淨後一起用 600 cc 清水煮開後，即可飲用。

注意事項：

可經常飲用。

滋補腎陽
淫羊藿茶

材料：

淫羊藿 20 克

做法：

淫羊藿加 500 cc 熱水，悶泡 10 分鐘後，去渣飲用。

注意事項：

陰虛的人要小心服用。此茶不宜過量飲用，不然容易上火口乾舌燥。

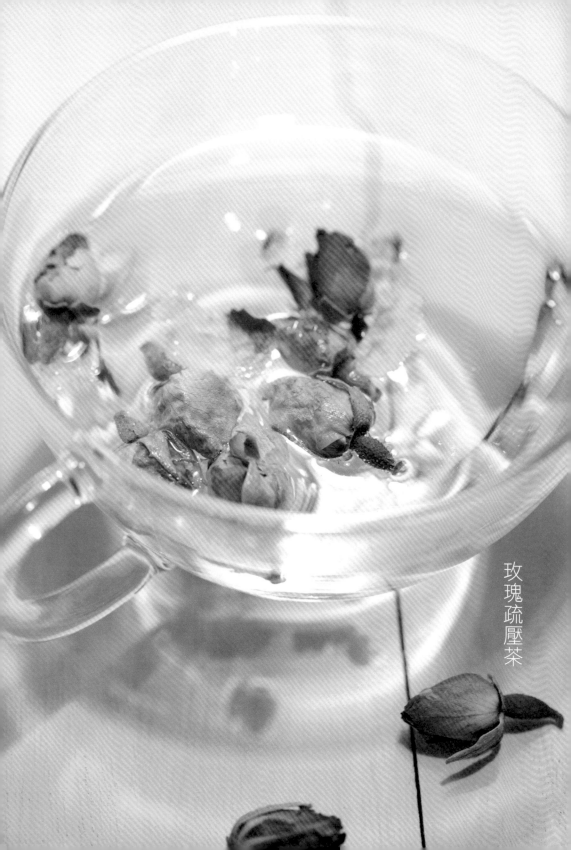

玫瑰疏壓茶

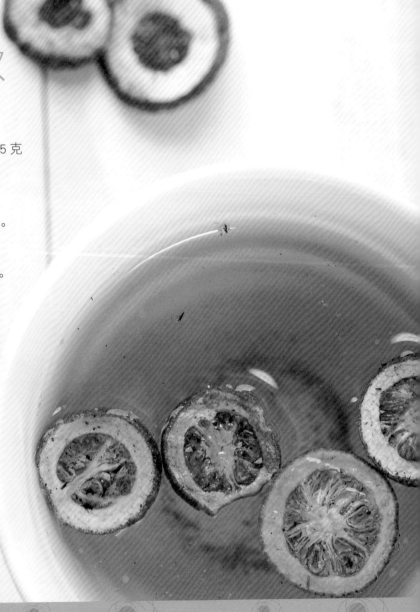

調和脾胃

枳朮飲

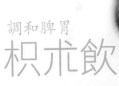

材料：

枳實 15 克、白朮 15 克

做法：

以清水 500 cc，

煮取 300 cc後溫服。

注意事項：

便秘者要小心使用。

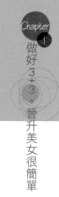

滋補腎陰
女貞子首烏茶

材料：

女貞子 100 克、何首烏 20 克

做法：

將所有材料研成粗末混合放入茶袋內。

加 500 cc 熱水，悶泡 10 分鐘後即可飲用。

注意事項：

何首烏含蒽醌衍生物，主要為大黃酚、大黃素 (Emodin)，其次大黃酸，大黃素甲醚和大黃酚蒽酮，能促進腸管蠕動而呈瀉下作用等，大便稀軟甚至水樣者不宜飲用。

● 中藥小知識

玫瑰花：芳香疏泄，有疏肝解鬱之功。現代藥理研究，玫瑰花具有促進膽汁分泌、利膽的作用。

白朮：《本草匯言》「白朮，乃扶植脾胃，散濕除痹，消食除痞之要藥。脾虛不健，朮能補之；胃虛不納，朮能助之。」白朮對於脾胃虛弱的消化不良有幫助。

淫羊藿：用於腎陽虛的陽萎，不孕及尿頻等證。有溫腎壯陽、益精起痿之效。

女貞子：補肝腎陰，強腰膝，烏鬚明目。能補養肝腎之陰，惟藥力平和，須緩慢取效。

Chapter 2

只要這樣做
當個健康美女
一點都不難

趕走暗沉
擁有好氣色
P.30

想要肌膚美白
有彈性
P.36

消除黑眼圈
預防熊貓眼
P.40

消除眼袋
5 大高招
P.43

秀髮烏黑亮麗
不再早白掉髮
P.46

祛痘除斑
好美顏
P.50

便秘通暢
循環好
P.56

趕走暗沉
擁有好氣色

中醫認為養顏美容必須「養於內、美於外。」也就是說，膚色不暗沉、氣色好，都必須透過強調內在調養。中醫認為要擁有好膚色，須經由調整五臟六腑的機能、氣血陰陽來美化與維持，當體內臟腑的氣血充足時，使體內經絡通暢、陰陽協調、精神充沛，皮膚自然由裡白到外，紅潤又好看。以下介紹兩種常見的體質：氣滯、血瘀證型的症狀及改善。

氣滯型 情緒壓力 悶脹疼痛

現代人有許多人屬於氣滯型。

簡單說，氣滯就是「氣」滯留在身體某處，滯留在哪裡，每個人都不盡相同，因此不舒服的地方也不一樣。不過這類型的人還是有些共通特性，像是臉色較為暗沉，容易感覺到急躁、緊張、憂愁或心情鬱悶或心煩易怒，不易入睡、易醒。遇到情緒壓力則病情更嚴重。

在中醫的理論中認為 "氣滯" 是指人體某一臟腑、某一部位氣機阻滯，運行不暢所表現的證候。人體氣機以通順為貴，一有鬱滯，輕則悶脹，重則疼痛。故悶脹、疼痛為氣滯證的主要表現。但由於氣滯的部位不同，其表現又有所側重。如氣滯胸脅則胸脅痛，氣滯胃脘則胃及腹部疼痛，氣滯於腸則腹痛，氣滯經絡則肢體疼痛等。婦女乳房作脹，排便時裏急後重（想上上不出來）也常為氣滯證的表現。

氣滯證的胸悶、腹脹，每於噯氣或放屁排氣後減輕。氣滯證疼痛的特點為脹痛，且往往為脹重於痛，疼痛時輕時重，部位常不固定，或疼痛攻竄移動。

氣滯型的人有很多不舒服的症狀是來自於心理上的壓力反應，思想與心情是影響氣滯證療效反覆波動的因素。調理氣滯證的重點是在思想與心情的轉換，放慢生活節奏，降低期待與慾望，渡假放鬆，適度玩樂，持久運動，都是可行的改善方法。

氣滯不是氣不足的氣虛，所以不急著補氣。氣滯是氣的運行不暢，在某些地方堵住了，氣滯的調理宜理氣行氣。常用的藥材例如香附、鬱金、陳皮、枳實、玫瑰花、柴胡、陳皮、青皮。

血瘀型 痛經不順 容易疲勞

中醫認為：「婦人以血為體，血為氣之母，氣為血之帥。氣行則血行，氣滯則血瘀。」血液運行不暢了，氣血就不能濡養機體了，所以可以見到毛髮容易粗糙、乾燥脫落，皮膚粗糙乾燥，外觀皮膚甲錯像鱗甲似的。

血行瘀滯了，血色就會變紫變黑，我們就可以看到面色是晦暗的，皮膚也是偏暗的，口唇黯淡或紫，眼眶黯黑。機體的脈絡瘀阻了，皮膚就會出現色素沉著，容易出現瘀斑，婦女閉經，舌下靜脈曲張，或是嘴唇上有一些瘀血斑點；血液瘀積不散就會凝結成塊，所以女性出現經色暗紅有血塊；血液不通則易出現疼痛，女性多見痛經。

血瘀型的女生看起來氣色總是顯得暗沉，身體也比較容易出現疲勞和不明的痠痛感，這是因為身體的血沒有通暢運行，全瘀在某些部位上。

櫻桃美容法 給妳好顏色

櫻桃是含鐵及胡蘿蔔素較多的一種水果，它的營養非常豐富，對氣血較虛的人能起到補血補腎的作用。櫻桃中豐富的維他命 C 能滋潤嫩白皮膚，有效抵抗黑色素的形成。

櫻桃自古稱為「美容果」，櫻桃的食用已有很久的歷史，早在西漢史記就已有櫻桃的記載，宋朝的本草圖經上把櫻桃列入葯用。中醫古籍名醫別錄記載：「吃櫻桃，令人好顏色，美志。」唐代的崔興宗說：「聞道令人好顏色，神農本草自應知。」

所以適當的吃些櫻桃可以養顏美容增加好氣色喔。

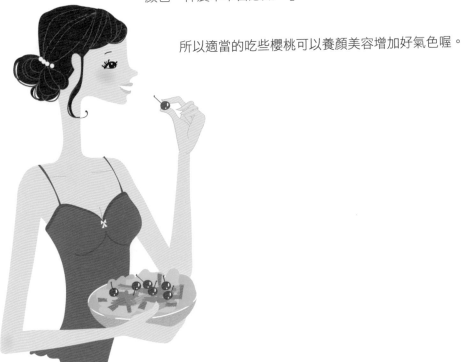

美人茶湯

疏壓理氣

香附逍遙茶

材料：

香附 9 克、陳皮 9 克、玫瑰花 15 克

做法：

將香附裝入棉布袋中，與陳皮、玫瑰花用 800 cc的熱水悶泡 10 分鐘後，
去渣即可飲用。

注意事項：

氣虛者不宜飲用。

行氣散瘀

山楂紅糖飲

材料：

山楂 50 克，紅糖 15 克

做法：

山楂 500 cc的熱水悶泡 10 分鐘後，去渣，加入紅糖，即可飲用，溫服。

注意事項：

月經不止的時候忌服。孕婦忌服。

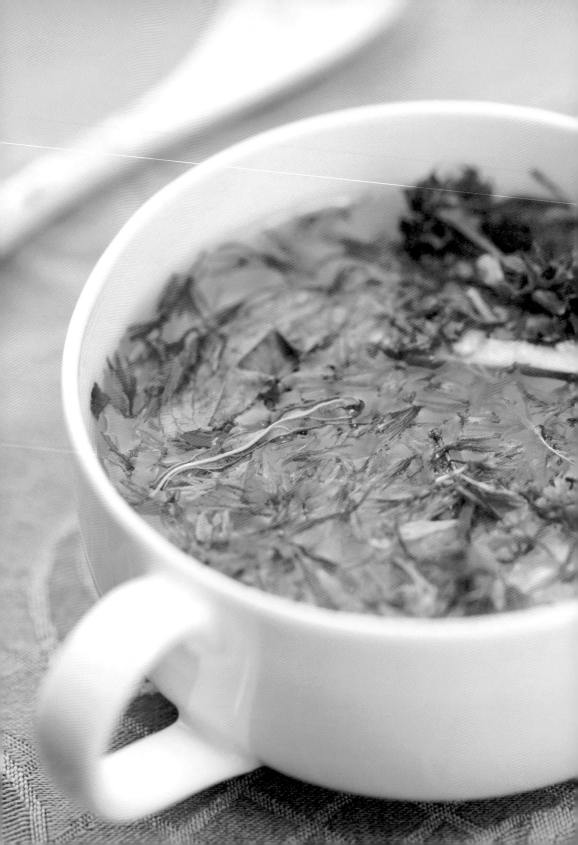

活血化瘀
丹紅花草茶

材料：

紅花 6 克、丹參 9 克、益母草 6 克

做法：

所有材料用 500 cc的熱水悶泡
10 分鐘後，去渣即可飲用。

注意事項：

月經不止的時候忌服。孕婦忌服。

● **中藥小知識**

香附：莎草科植物莎草的乾燥根莖。功效疏肝理氣解鬱、調經止痛。

山楂：可消食化積，行氣散瘀。現代有研究用來治療冠心病、高血壓病、高血脂症、細
菌性痢疾等。

紅花：具有活血化瘀、消腫止痛的功能，主治痛經閉經，子宮瘀血，跌打損傷等症。

想要肌膚
美白有彈性

想要讓肌膚美白有彈性，也可以藉助外敷面膜，在中藥裏，有多種具有滋潤、美白肌膚的美白外用中藥，如珍珠粉、葛根、白芷、桃仁、茯苓。而外用中藥來美白美容，最有名的當推「玉容散」。

慈禧美白御方 玉容散

中醫中的「玉容散」是慈禧太后 53 歲時，用來治療黑斑、皮膚粗糙與保持美白的宮廷御方，使用的中藥很多，包括白牽牛、白蘞、白細辛、甘松、白芨、白蓮蕊、白茯苓、白芷、白朮、白僵蠶各 1 兩；荊芥、獨活、羌活、檀香各 5 錢；白附子、白扁豆各 1 兩；防風 5 錢、白丁香 1 兩、珍珠 2 分，將藥材磨成細末後再加上綠豆粉 1 兩。

使用方法是每天睡前先用溫水將臉洗乾淨，再用約 20 公克的「玉容散」細粉加上 1/4 的蛋白調成稀膏，薄薄一層敷臉上，乾後洗去。

簡易玉容散 古方新用

坊間流傳的蔬果敷臉的美白偏方，許多蔬果含感光物質，如萊姆、佛手柑、檸檬、柚子、芹菜、香菜、胡蘿蔔等，如果皮膚接觸這些汁液再照射陽光，反而容易加速皮膚色素沈澱，使膚質變黑。倒是不妨試試以下介紹的簡易玉容散。

簡易玉容散

材料：

白芷粉 10 公克、珍珠粉 2 克、蛋黃 1 個、小黃瓜或絲瓜汁 1 小匙、橄欖油 3 小匙。

做法：

1. 將白芷粉末、珍珠粉倒在碗中，加蛋黃拌勻後，加入小黃瓜汁或絲瓜汁，一起拌勻後即可敷在臉上 15 分鐘，接著再用清水沖將臉洗乾淨。

2. 用化妝棉沾取橄欖油，薄薄塗在臉上 5 分鐘。

3. 用不燙手的熱毛巾覆蓋臉。

4. 等毛巾冷卻後，再拿掉毛巾，將臉洗乾淨即可。

注意：

1. 白芷雖可潤澤肌膚，但因可收澀皮膚，單用水液調敷，若超過 20 分鐘，易造成皮膚不適，搭配含豐富卵磷脂的蛋黃，就可避免敷太久的副作用。

2. 橄欖油可保濕並保護調理皮膚表層，但油性皮膚要減少用量。

● 中藥小知識

珍珠粉： 據聞慈禧太后每天要服用人乳，10 天要服 1 小茶匙（約少於 7 ～ 8 克份量）珍珠粉。而《開寶本草》記載珍珠「塗面，令人潤澤好顏色；塗手足，去皮膚逆臚。」「逆臚」即皮膚粗糙起倒刺。足見珍珠粉無論內服外用，都能達到美白潤膚之效。現代醫學研究也發現，珍珠粉有抗組織胺、抗過敏、利尿及抑制細胞脂褐質產生的抗老化效果。中醫臨床外用則可潤膚美白。注意，珍珠粉需「水飛」過後才可使用，水飛為一種中藥加工的方法，購買時必須要向中藥店問清楚。

白芷： 白芷具有抗菌消炎的作用，可緩解瘡瘍、痘痘初起的紅腫灼痛。

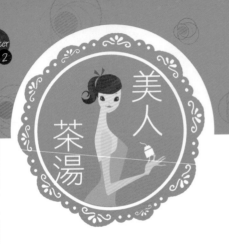

美人茶湯

祛斑美白
祛斑養顏茶

材料：

川七 1.5 克、西洋參 3 克、珍珠粉 1.5 克、白茯苓 4.5 克

做法：

將藥材加 500 cc 沸水沖泡，悶約 20 分鐘，過濾後即可飲用。

美白去黯沉
玉竹美白飲

材料：

玉竹、白茯苓、丹參各 10 克，枸杞 20 克

做法：

將材料加入 1000cc 的水，以小火煮開後，去渣即可飲用。

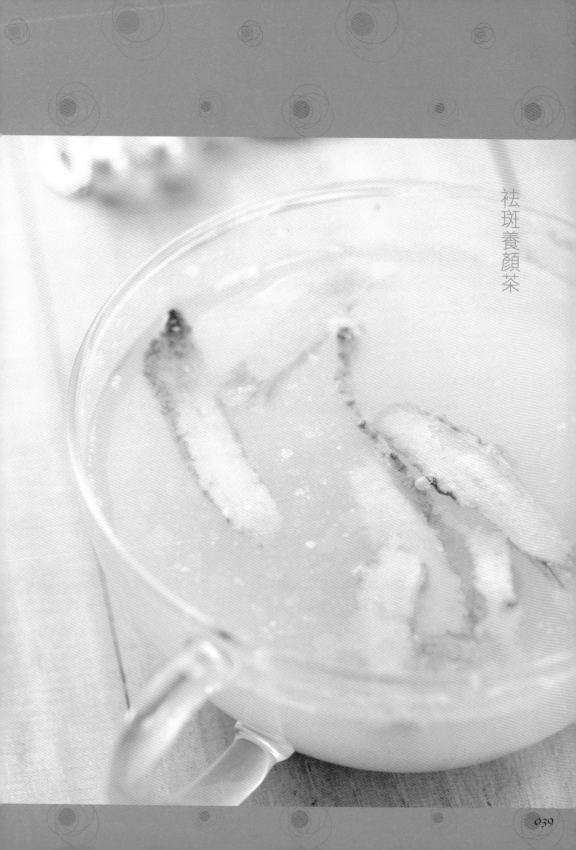

祛斑養顏茶

消除黑眼圈
預防熊貓眼

黑眼圈是指眼眶部位的眼皮顏色較暗，由於眼部周圍的血液循環容易停滯，當
血液流經此處的靜脈時，皮膚表層下方就會出現藍黑色的眼暈就是黑眼圈。
中醫認為黑眼圈的出現代表著肝腎出現警訊，肝氣鬱結、腎氣虛損以致絡脈失
暢、目失所養，眼瞼得不到滋潤，加上局部組織液體循環不良，故形成眼袋及
黑眼圈。

透過簡易的穴道按摩舒經通絡宣通氣血，增加眼周的氣血循環，提高附近皮膚
組織的含氧量，消除浮腫及暗沉。濡養眼部肌膚，消除肌肉組織的疲勞，促進
黑色素代謝，可以改善眼袋、黑眼圈、魚尾紋。從中醫角度看，按摩特定的穴
位能疏通經絡，運行氣血，順利將氧氣、營養輸送到皮膚及全身，維持皮膚正
常機能，及延緩老化，達到美容護膚效果。

及早開始按摩以下的穴位，讓你預防及改善惱人的黑眼圈，拒當「熊貓眼」一
族。眼部的按摩的穴位有 6 個，包含眼部，眼上面，上眼眶和下眼眶。在上
眼眶眉頭是攢竹穴，中間魚腰穴，後邊絲竹空；下面是睛明穴，承泣穴、瞳子
髎穴。這 6 個穴位環繞眼睛 1 圈。

認識眼周各穴位，
準備一起動一動：

1. **攢竹穴**：位眉頭，眉毛內側端，眶上切跡處。預防黑眼圈，眼袋形成。（本
穴在眉頭凹陷處，眉毛似簇聚之竹叢，故名攢竹。）

2. 魚腰穴：魚腰穴乃經外奇穴，位於眉毛的中心。改善上眼瞼下垂、浮腫。

3. 絲竹空：位眉尾，眉毛外端凹陷處，能促進眼周氣血循環。

4. 瞳子膠穴：位外眼角側，改善眼周循環，消除疲勞，延緩眼瞼皮膚下垂。

5. 承泣穴：目正視前方，當瞳孔正下方，眼眶眶下緣與眼球之間，位下眼眶中央，能防止黑眼圈、眼袋。

6. 睛明穴：位內眼角上方，靠眼眶骨內緣，能緩解眼睛疲勞，防止黑斑、細紋。

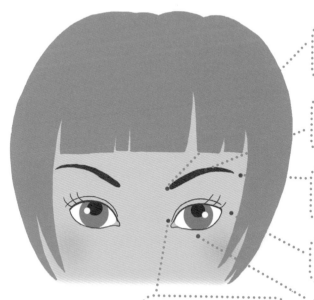

攢竹穴
眉毛內側端，眶上切跡處。預防黑眼圈、眼袋

魚腰穴
位於眉毛的中心，改善眼睛浮腫

絲竹空
眉尾，外端凹陷處，促進眼周氣血循環

瞳子膠穴
外眼角側，改善眼周循環

睛明穴
內眼角上方靠近眼眶骨內緣，防止細紋

承泣穴
瞳孔正下方，眼眶下緣與眼球間，防止黑眼圈

消除熊貓眼 按摩兩步驟

眼睛也需要做 Spa，輕柔的熱敷按摩，有助舒解眼睛的疲勞，還能有效改善黑眼圈的情況，下面簡單的 2 個步驟，每天做一次，就能幫助妳擺脫熊貓眼。

消除熊貓眼

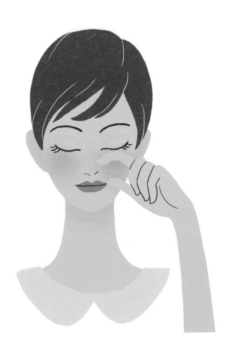

步驟 1：

輕閉雙眼，雙手手掌互相摩擦搓熱後，將手掌稍微拱起，以掌心對著眼球（以避免壓迫眼球），覆蓋 1 分鐘。接著，再將雙手搓熱後，手掌覆於眼上，分別以順時針及逆時針方向各輕轉 10 圈。眼周暗沉用熱氣促進血液循環，若是黑色素沉澱嚴重，而導致眼周較暗沉，本步驟也可以用毛巾熱敷眼睛，促進眼部血液循環。

步驟 2：

按摩時用手背食指本節關節或第 1 指節關節按摩輕按壓眼眶周圍，從攢竹穴開始，然後依序是魚腰穴、絲竹空穴、瞳子髎穴、承泣穴、睛明穴，每個穴位按摩揉壓約 5 秒左右，再換下一個穴位，可重複按摩 3 ～ 5 分鐘。

注意事項：按摩前需要先洗乾淨雙手，確保手部乾淨清潔。

消除眼袋 5 大高招

形成眼袋的的原因很多，眼袋就是下眼皮浮腫。形成眼袋的的原因很多，遺傳因素、年齡因素、腎病、睡眠不足、妊娠期都會造成眼瞼部體液堆積，形成眼袋。眼袋的確影響了容貌的外表美麗，除了有礙觀瞻，亦會阻礙眼部的血液迴圈，真皮層膠纖維性能降低，彈性也逐漸減弱，而造成皮膚鬆弛起皺，對魚尾紋的形成也加劇。

第 1 招 消除眼袋按摩法

多做些眼睛保健操，多按摩眼睛周邊穴位，增加其血液循環，以達到眼部周圍細胞活躍。加強眼部按摩，改善眼周圍血液循環，使用些適宜的眼部保養化妝品，保持眼部皮膚的滋潤與營養供應。

消除眼袋按摩法

指壓承泣穴、四白穴。以中指腹輕輕按壓承泣穴，按壓約 8 次，左右兩邊都要按。以中指腹輕輕按壓四白穴，按壓約 8 次，左右兩邊都要按。

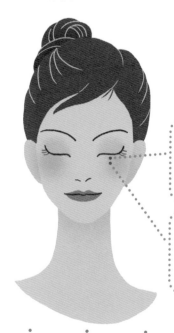

承泣穴
瞳孔正下方，下眼瞼 1/2 近眼眶骨邊緣的地方，約在眼睛下方 0.7cm 處。

四白穴
目中線下 1 寸，當眶下孔處，瞳孔正下方約 2.5cm 處。

第 2 招 攝取保護眼睛食物

多攝取魚類，胡蘿蔔、番茄、馬鈴薯、動物肝臟、豆類等富含維他命 A 和維他命 B2 等有益於眼睛保護的食物。

第 3 招 眼周皮膚水份平衡

按時合理使用一些眼霜、眼膜以幫助增加眼部肌膚的彈性及結實度，保持眼周皮膚水份平衡。

自製美白眼膜
除袋亮白敷

材料：
白芷、白芨、珍珠粉、天門冬、蒿本各 3 克

功效：
美白潤肌，有效褪去黑色素的沉澱及黑斑，具有美白、潤膚、改善眼袋的良效。

做法：
將上述藥材研磨成細粉。每次用 3 克加入蛋清或牛奶調成糊狀，直接敷於眼袋約 15 分鐘，待 7 ～ 8 分乾時用清水洗淨，1 星期 1 ～ 2 次，先天體質易眼袋嚴重的朋友，可以每 2 天 1 次長期敷抹保養。

注意事項：白芷容易引起過敏、皮膚過敏的人要小心使用。

第 4 招 保持優質睡眠

保持充足睡眠，提高睡眠品質，睡前少喝水。優質睡眠作睡美人：夜晚 10 點至凌晨 2 點是皮膚細胞代謝能量最強的時段，也是褪黑激素分泌最多的時間，最適合平躺休息改善眼部血液回流的機制。

第 5 招 不吃冰多喝水

喝水以溫水為宜：中醫認為寒則凝，溫則通。溫能通陽化氣，行血去瘀。氣運血行則能使眼袋肌膚揮別暗沉。

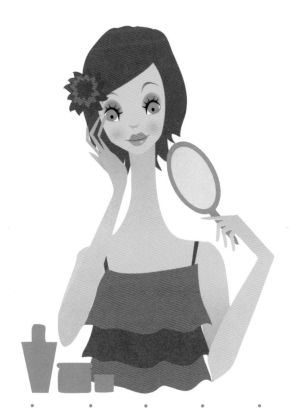

秀髮烏黑亮麗，
不再早白掉髮

很多人的頭髮髮質一直不太好，而且還會越來越乾澀，並過早地出現了白髮，每次洗頭髮都會脫落很多。中醫對於頭髮的認識，主要是「腎者，主蟄封藏之本，精之處也，其華在髮。」「腎之合骨也，其榮髮也。」「髮為血之餘。」「肝主藏血。」意思是肝腎為頭髮的氣血來源，因此當氣血充足，才有足夠的能量養出漂亮的頭髮，若肝腎不足、氣血虧虛，頭髮當然容易發白掉落。

而究竟該如何養出漂亮頭髮同時預防早白落髮，從中醫的養生觀點來看，可以從飲食、睡眠著手。

飲食方面　攝取黑色食物

中醫認為腎主「黑」，所以一般黑色食物多入腎，可補益腎精。建議日常飲食加入黑色食物，如黑芝麻、黑木耳、黑豆、桑葚、黑糯米等等。海裡的黑色食物海藻類，如海帶、紫菜等等，含碘豐富，可使頭髮有光澤；此外，海藻類也有鐵及 B12，是預防貧血的重要營養素，能使頭髮得到充足養分。

另外，含鐵及可補血的龍眼乾、紅棗（或黑棗）、深色葡萄（或葡萄乾）可以防止掉髮，對女性尤其重要，特別在生理期結束後，可適量補充。另外可多吃含碘、鋅、銅的食物，因為缺乏蛋白質、必須脂肪酸、維他命 B 群（如泛酸）、銅、鐵、碘、鋅，都有可能造成白頭髮的生長；部份微量礦物質如銅、碘等能促進頭髮黑色素的合成，讓頭髮烏黑亮麗，缺乏鋅也會造成掉髮。

含微量礦物質食物

富含碘的食物	如海苔、昆布、髮菜等。
富含鋅的食物	新鮮深綠色蔬菜、核果類、海產、肉類、內臟、蛋、牡蠣、蝦子、豬肉、肝臟、蛋、啤酒酵母粉、牛奶、豆類、小麥胚芽、南瓜子等。
富含銅的食物	內臟、堅果、海鮮、貝類、蜂蜜、烏賊、魷魚、蝦、蟹、黃鱔、羊肉、花生、橄欖、豆類、蘑菇、豌豆、蠶豆、玉米等。

睡眠方面 晚上 11 點以前就寢

《黃帝內經》提到：「人臥則血歸於肝。」同時晚上 11 點到凌晨 3 點，血液流經膽、肝，因此要讓肝、膽狀況良好修復，最好在晚上 11 點以前就寢。否則肝的修復功能受到影響，無法養足肝血，連帶影響頭髮無法正常生長。

所以防止頭髮提早變白、掉落，別忘了讓自己好好睡一覺。

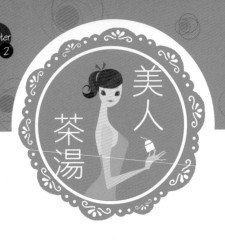

美人茶湯

烏黑健髮

首烏紅糖飲

材料：

何首烏 15 克、紅糖適量

做法：

將何首烏磨成粉，用溫水 250 cc 沖泡，加入適量紅糖即可飲用。

注意事項：容易腹瀉者不宜服用。

黑芝麻磨粉：最簡單的服用法

直接到超市購買不加糖的黑芝麻粉，每天 1 湯匙即可。不愛吃早餐的人，可以把芝麻粉當作早餐。

● **中藥小知識**

首烏：具有益腎抗衰、養肝補血、益氣烏髮的作用，適用於用腦過度而頭髮早白、脫髮的人。

黑芝麻：防止掉髮的最佳食補材料，因為黑芝麻含有頭髮生長健壯的重要成分如：卵磷脂、蛋白質、維他命 E、亞麻仁油酸、必須脂肪酸、礦物質、維他命等。經常食用黑芝麻除了讓頭髮烏黑之外，還能夠補血通便呢。

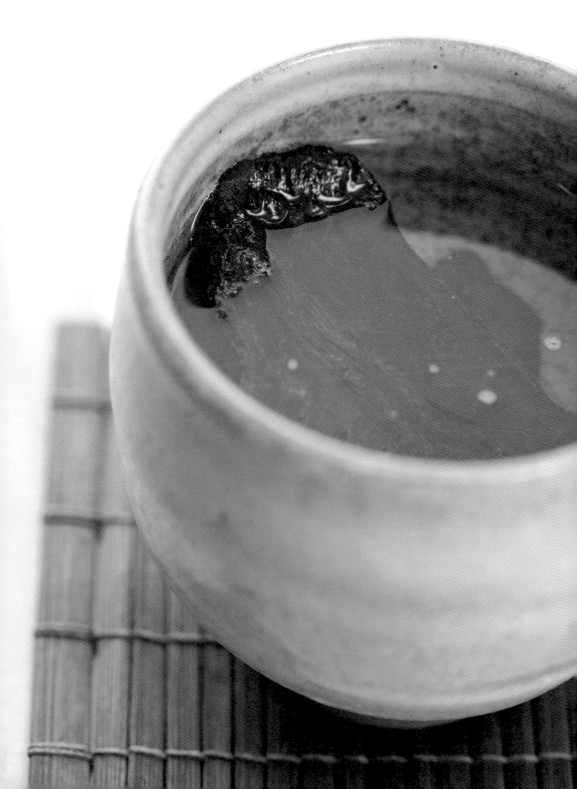

祛痘除斑好美顏

青春痘不僅僅只是「面子問題」它直接透露出內在身體的問題，它與健康也息息相關。

青春痘既然是由內而發，想要治本的徹底改善這個的問題，不是單純的塗塗抹抹外用擦擦就能夠一勞永逸的，中醫強調內在體質的調理。透過不同證型的辨證論治，對症調治，改變患者的體質，配合適合的茶飲，能收預防痘痘的事半功倍之效。

中醫經典上把青春痘稱為痤瘡，
在辨證上可以分為以下幾種證型：

1. 肺經有熱型

青春痘呈多形性，如紅疹、粉刺或膿皰等，色紅、或有癢痛，且多份佈於額部及雙側面頰。青春痘以長在鼻周圍較多，亦可見於前額、面部眉間，可擠出白粉色油狀物質，或有黑頭粉刺。常伴有顏面潮紅、口鼻乾燥、大便乾、有輕度發癢。

2. 脾胃濕熱型

青春痘表現常是紅腫疼痛、或有膿皰起紅色皮疹、結節，囊腫聚集；青春痘對稱生於顏面、前額、甚至在胸背，多為黑頭粉刺、丘疹、膿皰、皮膚油膩光亮、青春痘紅腫疼痛。臨床上常伴有便秘、口臭、口乾、舌燥喜冷飲等症狀。病情常因應酬或吃到辣椒、油炸高熱量食物而惡化。

3. 瘀血阻滯型

青春痘皮疹反覆發作，腫塊凹凸不平，潰後遺留疤痕。

這型患者大多體內氣血熱盛，青春痘亦常佈滿全臉，有丘疹、膿皰、紅腫、囊腫、硬節、疤痕等多種不同程度的皮損。病日持久，青春痘多在面頰或下頜，反覆發作，呈黃豆至蠶豆大小丘疹、膿皰、結節。這類證型常見於經久不癒患者。

4. 衝任不調型

以女性患者居多。

常在經前數天，皮疹會加重，經後則減輕，常伴有痛經或月經不調。衝脈和任脈是主管女性月經及生殖功能的兩條重要經絡。一旦這兩條經絡功能失調，女性就容易表現出月經失調及內分泌紊亂，面部就不由自主地長出痘子。

除了常在青春期發生外，許多三、四十歲的婦女也會遇見。這型的痘子以丘疹居多，且常分佈於下巴周圍。臨床上常伴有月經延期、量少、痛經、或閉經等月經失調現象，並於月經前後明顯增多。

經驗上有關於青春痘（痤瘡）患者，日常生活飲食注意事項：巧克力、堅果、花生、甜食、油炸物、乳酪、辛辣香料等，會使痤瘡惡化，需忌口。

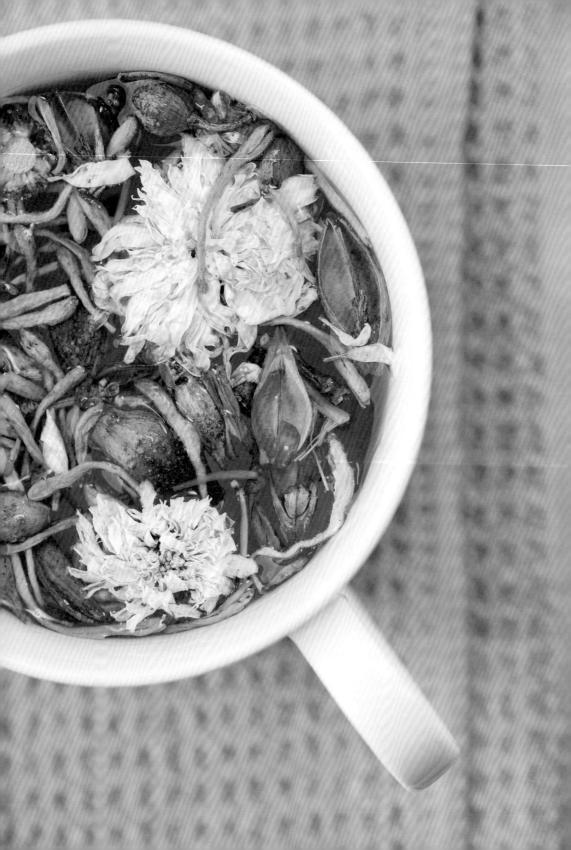

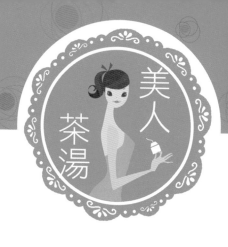

美人茶湯

清利濕熱
連翹雙花飲 （脾胃濕熱型）

材料：

連翹 10 克、金銀花 5 克、菊花 5 克

做法：

將所有藥材用 600 cc熱水沖泡 5 分鐘後，去渣即可飲用。

注意事項：

虛寒體質者不宜服用。

● 中藥小知識

連翹：有清熱解毒、消癰散結、宣散透邪、清心除煩的功能。

銀花公英茶 （肺經有熱型）

材料：

金銀花 6 克、生甘草 3 克、蒲公英 6 克

做法：

將所有材料用 500cc 水煮開後，去渣飲用。

薏仁消痘茶 （瘀血阻滯型）

材料：

薏仁 15 克、蒲公英 6 克、金銀花 6 克、甘草 3 克

做法：

將所有材料用 500cc 水煮開後，去渣飲用。

調理衝任

六味丹參飲 （衝任不調型）

材料：

當歸、川芎、生地、赤芍
益母草、丹參各 6 克

做法：

將所有材料用 500cc 水煮開後，
去渣飲用。

注意事項：

容易腹瀉者不宜服用。

● **中藥小知識**

金銀花、蒲公英：可以清熱解毒、排膿止痛，減少痘痘的發生。

薏仁：又名薏苡仁、苡米、苡仁，有利水消腫、健脾去濕、舒筋除痹、清熱排膿等功效。
　　　現代醫學研究薏苡仁具有抑制皮脂腺分泌的作用。

丹參：能活血涼血，現代醫學研究能調理痘疤，對痤瘡桿菌有明顯抑制作用，且具有微
　　　弱的雌激素樣活性和抗雄性荷爾蒙作用。

告別宿便
腸道通暢循環好

長期便秘，會使人膚色暗淡、肥胖、衰老、長痘痘暗瘡，皮膚粗糙跟著來。腸子是消化與吸收食物的器官，腸子如果健康，身體所需的營養可以充分吸收，食物的殘渣和腸內產生的毒素都可隨著糞便排出。但是便秘時，這些毒素無法完全排出。於是，積在腸內的毒素為了找尋出口，可能從腸壁流入血管，並經由血管送至全身，同時也會引起皮膚的問題。

因此不管是何種體質，只要腸中的糞便、宿便排除了，有毒物質也跟著排除掉了，對身體健康及皮膚美容都有很好的正面效果！所以要保持健康美女，別忽略了便秘問題，因為有進有出，收支平衡，美麗自然來！

便秘可分為實熱、氣滯、氣虛血虛、陽虛、陰虛 6 類。

1. 實熱型便秘：

症狀：大便硬結、解便堅硬困難疼痛、數日不通、腹脹滿、腹痛拒按、目赤身熱、傍晚身體陣陣發熱、多汗尿赤、喜冷飲、口苦口瘡。或併有痔瘡腫痛出血，常見於少吃蔬果、喜吃燒烤炸辣的人。

2. 氣滯型便秘：

症狀：常表現有大便數日不通、後重窘迫、大便困難、欲便不得、時有便意卻排不順暢，總覺得解不乾淨；腹脹滿、大便乾或不乾、經期乳脹；有些人合併有胃痞悶、噯氣泛酸，咽喉有痰哽阻感，或胸悶似物重壓、喜嘆大氣；常見於坐臥太久、缺少運動、容易緊張焦慮或精神抑鬱的人，或有腸沾黏病史者。

3. 氣虛型便秘：

症狀：平素倦怠乏力、氣虛懶言、面色白、大便不乾硬，大便不暢但數日不通，有時雖有便意，但常覺得排便無力感排出困難，上很久或用力解，用力則汗出氣短，甚則喘促；有時感覺肚子脹甚至重墜感，按壓軟而不痛；便後虛疲至極、倦怠懶言。

4. 血虛型便秘：

症狀：大便長期乾燥秘結，排便非常困難、艱澀難出，解便耗時較久。多見便秘兼頭眩、心悸、面白、嘴唇或指甲淡白。這類型的人臉色萎黃無光澤，容易眼睛乾澀、手腳麻或抽筋。

5. 陽虛型便秘：

症狀：大便乾硬或不乾硬、排出困難、小便清長、喜熱怕冷。陽虛體質主要表現為畏寒怕冷，尤其背部和腹部特別怕冷，一到冬天就手冷過肘，足冷過膝。很多年輕女性也常手腳發涼。

6. 陰虛型便秘

症狀：長期熬夜或年紀大身體養分虧耗、虛火上升，腸液枯竭，大便難行。患者大便乾硬如羊屎，排出難需用力，自覺口乾咽乾、手腳心煩熱、失眠、頭暈或耳鳴、腰膝痠軟。久患便秘的人，多為陰虛腸燥引起。平時可多食用一些滋陰潤腸的食品以保持大便通暢，如蜂蜜、松子仁、芝麻、牛奶、桑葚、香蕉、優酪乳、木瓜、枸杞子、蘆薈等均有通便之作用。

上述便秘證型可能單獨存在或合併出現，治療原則在於區分緩急輕重、辨證論治。

如果有兩個以上的症型同時存在，不妨將茶飲輪流使用。如果真的搞不清楚自己的症狀屬於何型，那可以問問合格的中醫師的意見。

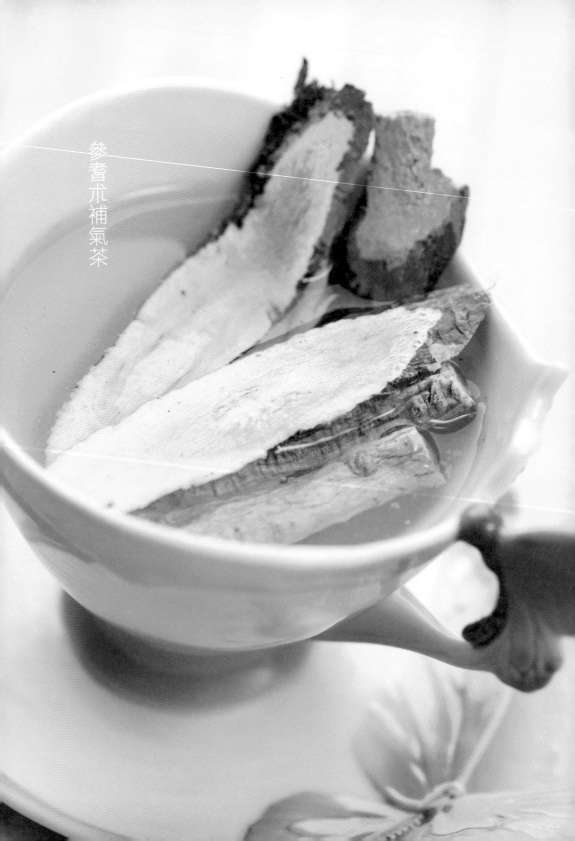

參耆朮補氣茶

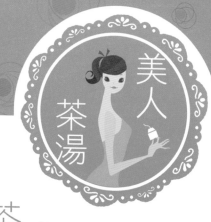

補氣通便
參耆朮補氣茶 （氣虛型便秘）

材料：

黨參、白朮、黃耆各 30 克

做法：

將所有材料洗淨後，加入 800 cc的清水煮開後，去渣即可飲用。

注意事項：

實熱型者忌服。

潤腸通便
四仁通便飲 （陽虛型便秘）

材料：

芝麻、松子仁、甜杏仁、胡桃仁各 10 克

做法：

將四仁磨粉後，用溫水 500 cc沖泡，即可飲用。

注意事項： 本茶飲易腹瀉者不宜服用。

清熱排便
決明枸杞茶 （實熱型便秘）

材料：

決明子 15 克、枸杞子 5 克

注意事項： 體質虛冷者不宜飲用。

做法：

將所有材料加入 500 cc 的熱水，

悶泡 5 分鐘後，去渣即可飲用。

· ·

理氣通便
柴胡枳實飲 （氣滯型便秘）

材料：

柴胡、枳實、玫瑰花各 10 克

注意事項： 氣虛者不宜服用。

做法：

將所有材料用 800 cc 的熱水悶泡

10 分鐘後，去渣即可飲用。

● 中藥小知識

決明子：有清肝益腎，明目，利水通便作用。有緩瀉作用，對習慣性便秘可改善。

柴胡：能條達肝氣，疏肝解鬱。

枳實：行氣除脹滿、消積導滯，常用於脘腹脹滿、大便秘結。

白朮：用於脾胃氣虛，運化無力，食少便溏，脘腹脹滿，肢軟神疲等證。

黨參：補中益氣，和脾胃。

熟地：可養陰補腎、填精，主治血虛所致面色萎黃、頭昏心悸；腎精不足之腰膝
酸軟、頭暈目眩、鬚髮早白。

當歸：功在補血、和血，主治月經不調，血虛眩暈，瘡瘍腫等症。

杏仁：具有滑腸通便的作用。

胡桃肉：胡桃肉富含油脂，食之能潤滑大腸而通利大便，且有滋補作用。

麥門冬：麥門冬又稱麥冬或寸冬，是百合科多年生草本植物沿階草的塊根，具潤
肺養陰、益胃生津的功效。

玄參：玄參具有滋陰降火、清熱解毒的功效。

補血通便
歸地枸杞飲 （血虛型便秘）

材料：

當歸、熟地、枸杞子各 15 克

做法：

將所有材料，加入 500 cc的清水煮開後，去渣即可飲用。

注意事項：

容易腹瀉者不宜飲用。

滋陰通便
增液通便茶 （陰虛型便秘）

材料：

麥門冬、玄參各 10 克，生地 15 克

做法：

將所有材料，加入 600 cc的清水煮開後，去渣即可飲用。

注意事項：

容易腹瀉者不宜服用。

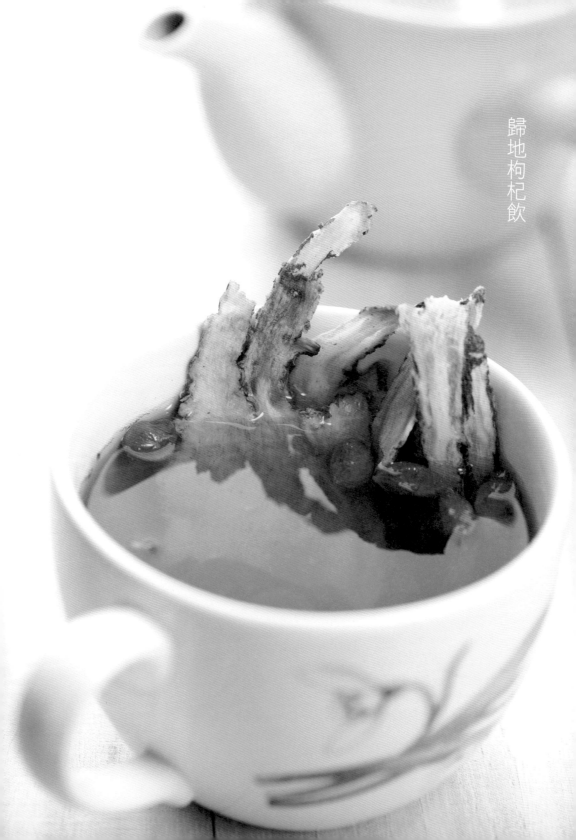

歸地枸杞飲

便秘穴位按摩：支溝與天樞

按摩也能緩解便秘，可藉由自我按摩穴位幫助排便順暢。

支溝穴

在手腕關節背面正中直上 3 寸（約 4 橫指），在橈骨尺骨縫中。按摩方法：以大指指腹按壓穴道，推按 10 秒鐘，休息 5 秒鐘。左、右手各約 5 分鐘，每日早、晚各 1 次。

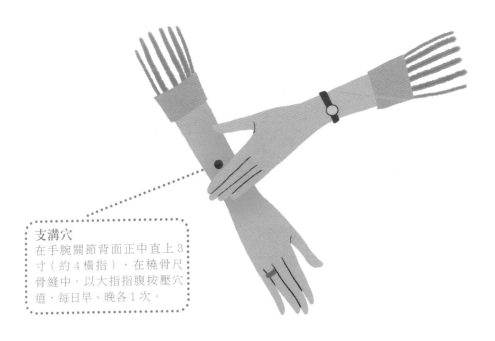

支溝穴
在手腕關節背面正中直上 3 寸（約 4 橫指），在橈骨尺骨縫中。以大指指腹按壓穴道，每日早、晚各 1 次。

天樞穴

肚臍正中左右各外開 2 寸（即約 3 個指幅寬），就是穴位。按摩方法：以肚臍為中心，天樞穴為左右角，以右手掌由右下腹往上按揉，經右天樞穴橫向肚臍，經左天樞穴而下，以順時針方向按揉即可。

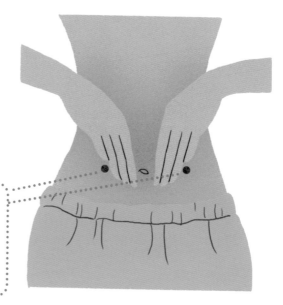

天樞穴
肚臍正中左右各外開 2 寸（即約 3 個指幅寬），就是天樞穴。肚臍為中心，以右手掌由右下腹往上按揉，順時針方向按揉即可。

Chapter 3

輕鬆擁有
窈窕好身材！

5 個減低
食欲的穴道按摩
P.78

找出自己的
減肥證型－中醫 4
證型分明辨
P.68

瘦手臂、瘦小腹、瘦
大腿、消小腿浮腫
P.88

3 個消除全身
水腫的穴道按摩
P.81

豐胸健乳的
美人茶湯
P.102

找出自己的減肥證型—
中醫 4 證型分明辨

纖細窈窕的身材，是多數女性夢寐以求的目標，甚至不少人是終身與肥胖奮戰，其實瘦身減重必須用對方法，得先找到自己的體質與證型，才能對症瘦身。

別急著減肥，先瞭解你為什麼胖？

依照中醫觀點，大致上將造成肥胖的表現分成 4 個證型，分別為胃熱濕盛型、脾虛濕阻型、肝鬱氣滯型、肝腎兩虛型，建議先找出自己的證型，搭配該證型適合穴道按摩方式，將有助於達到減肥瘦身的效果。

4 種證型的徵狀

1、胃熱濕盛型的肥胖

胃熱濕盛的肥胖證型最常見就是容易便秘，其他症狀還有口臭、舌苔偏黃、說話宏亮有力、肌肉結實、容易餓、嗜吃、食慾佳、易口乾口渴、喜冷飲、小便偏黃。一般青、少年的肥胖多屬此型。

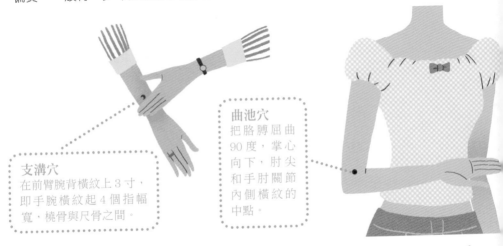

支溝穴
在前臂腕背橫紋上 3 寸，即手腕橫紋起 4 個指幅寬，橈骨與尺骨之間。

曲池穴
把胳膊屈曲 90 度，掌心向下，肘尖和手肘關節內側橫紋的中點。

2、脾虛濕阻型的肥胖

脾虛濕阻型的肥胖常會水腫、身體漲滿沉重，其他還有疲倦、語聲不宏亮、頭重、嗜睡、舌苔白厚、肌肉白胖鬆軟、胃口不佳、大便軟或是易腹瀉、女性易多白帶。

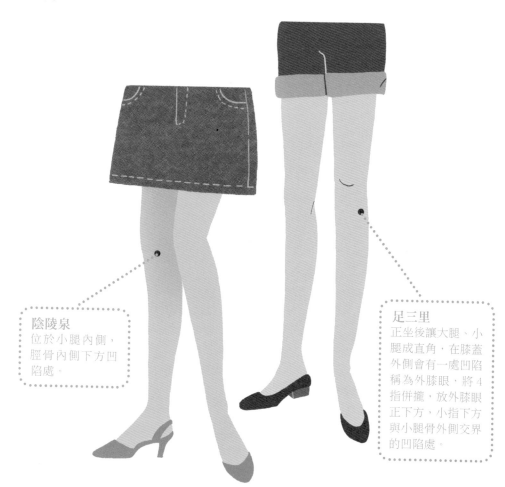

陰陵泉
位於小腿內側，脛骨內側下方凹陷處。

足三里
正坐後讓大腿、小腿成直角，在膝蓋外側會有一處凹陷稱為外膝眼，將 4 指併攏，放外膝眼正下方，小指下方與小腿骨外側交界的凹陷處。

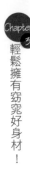

3、肝鬱氣滯型的肥胖

肝鬱氣滯型的肥胖時常全身緊張、眉頭深鎖、常嘆息、情緒壓抑或低落或易怒、沉默寡言或喋喋不休、胸悶煩躁、失眠多夢、女性合併月經失調或閉經。有的人會暴飲暴食。中年期的肥胖多屬此型。

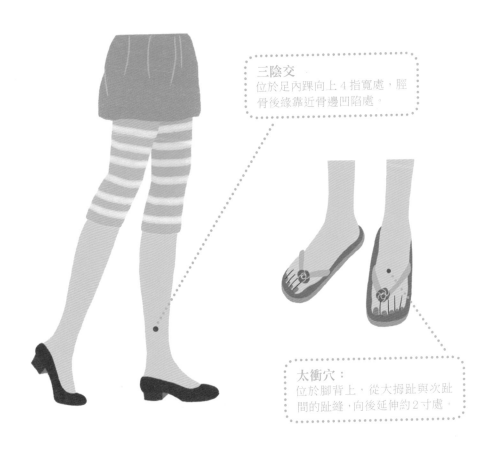

三陰交
位於足內踝向上 4 指寬處，脛骨後緣靠近骨邊凹陷處。

太衝穴：
位於腳背上，從大拇趾與次趾間的趾縫，向後延伸約 2 寸處。

4、肝腎兩虛型的肥胖

肝腎兩虛型的肥胖易腰痠背痛、全身痠痛、頭昏眼花、易消化不良導致脹氣、膚色暗沉、肌肉鬆軟、講話無力輕聲細語、耳鳴、失眠多夢、大便乾硬、小便頻繁。更年期、中老年後的發胖者多屬此型。

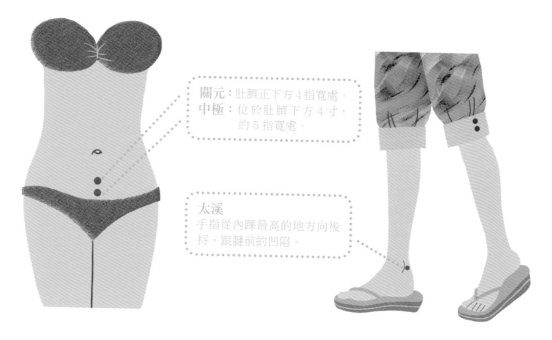

關元：肚臍正下方4指寬處。
中極：位於肚臍下方4寸，約5指寬處。

太溪
手指從內踝最高的地方向後捋，跟腱前的凹陷。

消脂茶湯

針對不同的肥胖證型，還可搭配簡單便捷的消脂茶，自己煮的消脂茶，比起坊間強調消脂去油膩的各類茶飲，不只便宜又衛生，一帖不到 50 元就能喝上一整天，既健康又養生，最重要是能針對自己體質與證型來煮茶，喝起來效果最好。（如果無法確定自己的證型，可以在飲用前先詢問過合格的中醫師。）

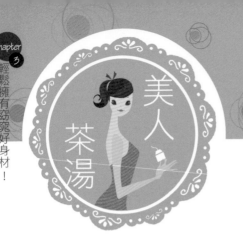

美人茶湯

清熱益陰
清熱解便茶 （胃熱濕盛型）

材料：

白茅根、決明子、山楂、菊花各 20 克

做法：

所有材料用 1000 cc的水煮開後，去渣即可飲用

注意事項：胃寒者不宜飲用。

健脾利濕
肥胖健脾飲 （脾虛濕阻型）

材料：

山楂、黃耆、薏苡仁、麥芽、澤瀉、茯苓各 10 克

做法：

所有材料用 1000 cc的水煮開後，去渣即可飲用。

注意事項：胃熱有便秘者不宜飲用。

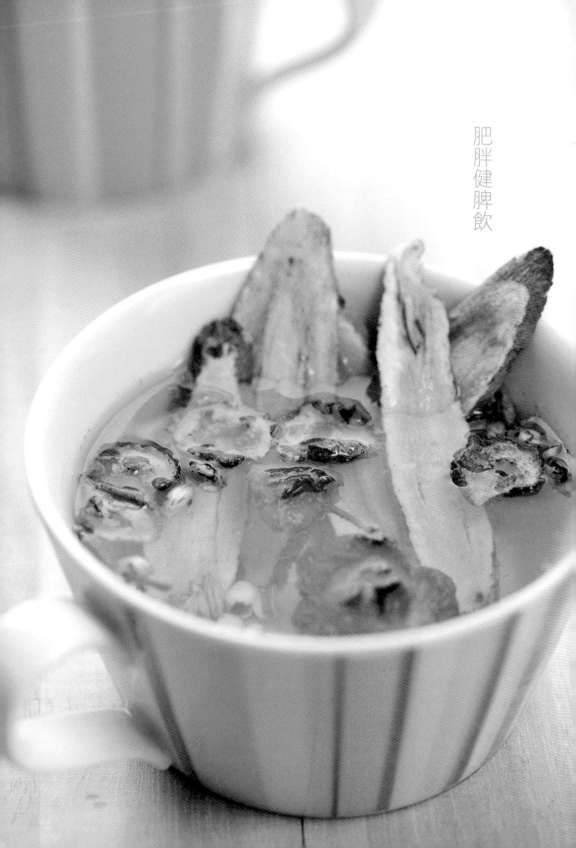

肥胖健脾飲

滋補肝腎

肥胖滋陰飲 （肝腎兩虛型）

材料：

山楂、何首烏、決明子、枸杞子、綠茶、陳皮各 10 克

做法：

將所有材料用 1000 cc的熱水悶泡 10 分鐘後，去渣即可飲用。

注意事項：氣虛者不宜飲用。

健脾利濕

消腫利水茶 （脾虛濕阻型）

材料：

黃耆、澤瀉、半夏、茯苓各 15 克

做法：

所有材料用 1000 cc的水煮開後，去渣即可飲用。

注意事項：胃熱有便秘者不宜飲用。

疏壓理氣
疏肝理氣茶 （肝鬱氣滯型）

材料：

玫瑰花、柴胡、丹參、陳皮各 15 克

做法：

將所有材料用 1000 cc的熱水悶泡 10 分鐘後，去渣即可飲用。

注意事項： 氣虛者不宜飲用。

清胃減重
肥胖清胃飲
（胃熱濕盛型）

材料：

山楂 20 克、陳皮 15 克、甘草 10 克
綠茶 10 克、決明子 40 克

做法：

所有材料用 1000 cc的水煮開後，
去渣即可飲用。

注意事項： 胃寒者不宜飲用。

滋補肝腎
首烏滋補茶
（肝腎兩虛型）

材料：

何首烏、枸杞、丹參、
山楂各 15 克

做法：

將所有材料用 1000 cc的熱水悶泡
10 分鐘後，去渣即可飲用

注意事項： 氣虛者不宜飲用。

疏壓理氣

肥胖理氣飲 （肝鬱氣滯型）

材料：

山楂、菊花、決明子、玫瑰花、丹參、陳皮各 10 克

做法：

將所有材料用 1000 cc的熱水悶泡 10 分鐘後，去渣即可飲用

注意事項：氣虛者不宜飲用。

● **中藥小知識**

白茅根：能清瀉胃熱。

決明子：能明目，利水通便。

澤　瀉：能利水滲濕，泄熱。

白茯苓：能健脾利水滲濕。

柴　胡：能疏肝解鬱。

陳　皮：美國俄亥俄州立大學研究發現，橘子皮內含有「川陳皮素」是
　　　　葡萄柚的 10 倍，在實驗室中，成功的克制老鼠血糖血脂，未
　　　　來在人體醫學上還可發展用來控制體重，成為減肥新藥。

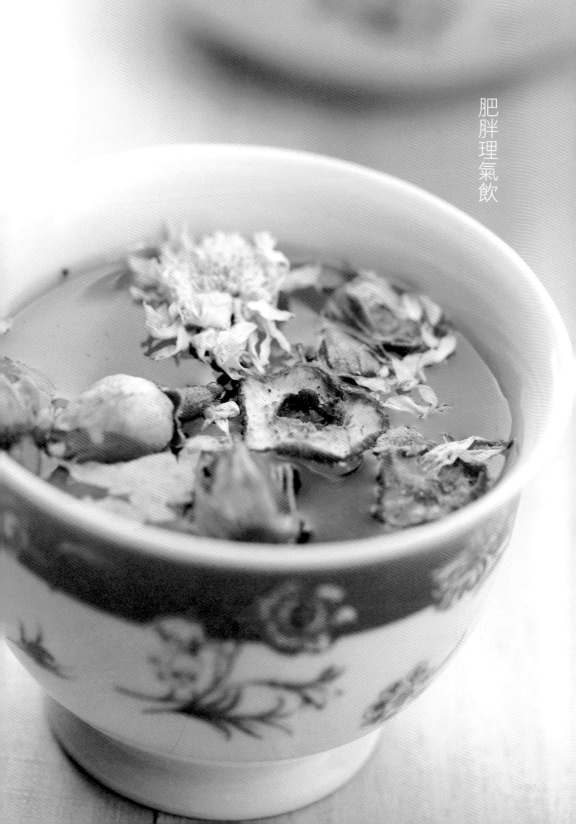

肥胖理氣飲

5 個減低食欲
的穴道按摩

有時實在是嘴饞，不知不覺越吃越多，難以抗拒誘惑的時候，不妨試試按摩控制食欲的穴道，從根本下手，不吃進多餘的熱量，這樣就可以有效減重了。

臨床經驗中，耳穴減肥是一種方法簡單、行之有效的減肥方法。耳穴減肥的機理，在於耳穴可以影響迷走神經的傳導，阻斷下丘腦飽信號，因此抑制了食欲，減少了食量；有的使神經傳導介質發生變化，從而解除腦內反應而產生抑制食欲的效果；也有的可影響糖代謝、內分泌及消化液分泌過程，從而起到減低食欲的作用。

耳穴按摩刺激的方法有兩種

1. 是在耳穴表面貼 1 粒壓丸，能持續刺激穴位，又安全無痛。壓丸材料現多用王不留行籽〈或用菜籽、米粒代替〉，應用時將王不留行籽貼在 0.5cm x0.5cm 大小膠布中央，用鑷子挾住貼在選用的耳穴上。

2. 就是取下原子筆的筆心，用原子筆頭端（非筆尖端）來按壓穴道。
（以上可以視自己較能接受的方式選擇其中之一。）

耳穴 333 按摩法，抑制食欲有一套

耳穴減重按摩的穴位，有胃點、飢點、渴點、神門、內分泌等 5 個穴道；而所謂的 333 按摩法，就是每日進餐前 30 分鐘，選 3 個穴道，自行按壓 2 至 3 次，兩耳交替，可以幫助抑制食欲。要注意以上按壓方式僅能降低食欲，若恢復原飲食，則體重仍會回升。

胃點

位　　置：耳輪腳消失處週圍，耳朵凹陷處中央則是胃點。

功　　能：抑制、降低食欲。

按摩方法：按壓右耳胃點穴位 60 下，再在左耳同部位重複動作。

飢點

位　　置：飢點穴位於耳屏外側面，耳屏游離下部的小隆起處，將小耳屏分為
　　　　　3 分，其下 1/3 處則為「飢點」，而左右耳殼計各 2 穴。

功　　能：當腸胃向控制食欲的下丘腦發出「餓了」的訊息時，人就會有進食
　　　　　的欲望，按壓相應穴位，能達到阻止信號傳遞的作用。刺激飢點會
　　　　　讓人比較不容易餓，可控制飲食量、減少飢餓感。

按壓方法：按壓右耳的飢點 1 分鐘，換左耳做同樣動作。

渴點

位　　置：飢點穴位於耳屏外側面，耳屏游離下部的小隆起處，將小耳屏分為
　　　　　3 分，其上 1/3 處為「渴點」，而左右耳殼計各 2 穴。

功　　能：可控制飲水量。刺激渴點讓人本身比較不易口渴，避免過度飲水，
　　　　　抑制喝飲料的衝動。這是抑制口渴的穴道，建議因攝取水分太多而
　　　　　胖的人可以刺激這個穴道。

按壓方法：按壓右耳的渴點 1 分鐘，換左耳做同樣動作。

神門

位　　置：在三角窩內，對耳輪上、下腳分叉處稍上方。

功　　能：紓緩減重時的壓力及情緒不佳問題，此穴能安撫身體，減輕生理緊
張，使刺激食慾的自主神經放鬆。有助抑制食慾、促進循環及安神。

按壓方法：按壓右耳的神門 1 分鐘，然後換左耳做同樣的動作。

內分泌

位　　置：位於耳甲腔底部近屏間切蹟處。

功　　能：按壓內分泌點穴位，可以使下丘腦中的食慾控制中心限制導致飢餓
的激素產生，並且提升使人產生飽足感的激素，延長飽足感。

按壓方法：按壓右耳的內分泌點穴位 60 下，換左耳重複此動作。

胃點、飢點等 5 穴道

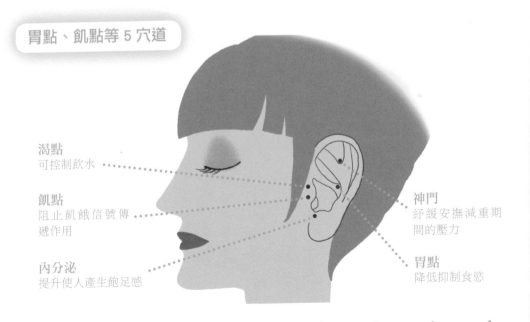

渴點
可控制飲水

飢點
阻止飢餓信號傳
遞作用

內分泌
提升使人產生飽足感

神門
紓緩安撫減重期
間的壓力

胃點
降低抑制食慾

3 個消除全身水腫的穴道按摩

一般所俗稱的水腫，嚴格來說其實是氣腫。何謂氣腫型的肥胖？簡單的來說，水腫型是整天 24 小時的腫脹，而且一按自己腳的話，會有按壓的凹痕壓跡同時很慢恢復。氣腫型通常在下午 3 ～ 4 點後，就容易腳會有腫腫的感覺，但氣腫型一按自己的腳會恢復很快。

天樞、水分、關元穴，改善氣腫肥胖

改善氣腫型的肥胖的按摩穴位，有天樞、水分、關元等 3 個穴道。按摩方法：稍微使力下按壓，再以拇指揉、摩。建議每天至少按摩 20 分鐘，可以改善氣腫型的肥胖。

天樞穴

位於肚臍兩側約 3 個指幅寬處，可以用食指、中指和無名指較大範圍的按壓天樞穴及其周圍。

水分穴

大拇指橫放在肚臍上方，也就是約在肚臍正上方 1 寸處，便是水分穴位置。

關元穴

位於肚臍下 3 寸，也就是你將除大拇指外的 4 指併起來，以中指橫紋為準，這就是你自己的 3 寸，也就是你的關元穴所在位置。

天樞、水分、關元 3 穴道

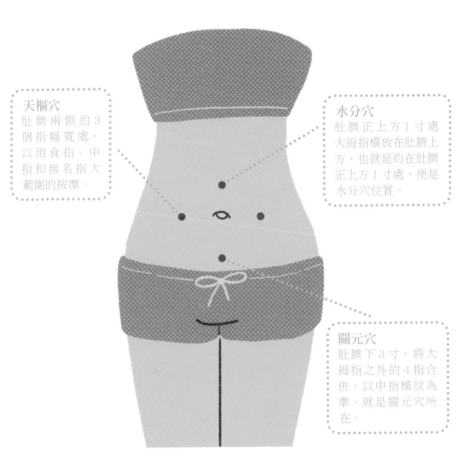

天樞穴
肚臍兩側約 3
個指幅寬處，
以用食指、中
指和無名指大
範圍的按摩。

水分穴
肚臍正上方 1 寸處
大拇指橫放在肚臍上
方，也就是約在肚臍
正上方 1 寸處，便是
水分穴位置。

關元穴
肚臍下 3 寸，將大
拇指之外的 4 指合
併，以中指橫紋為
準，就是關元穴所
在。

水腫常見的 5 大因素

人們見到水腫，大多以為是發生了某種疾病，然而有些水腫並不是因為疾病所引起的。水腫首先要考慮心臟（如鬱血性心衰竭）、肝臟（如肝硬化）及腎臟（如腎病症候群）的功能異常。

如前述檢查都屬正常，則可考慮以下 5 種常見非疾病引起的水腫：

1. 肥胖性水腫

肥胖者由於皮下脂肪較多，對淺靜脈回流作用不利。若血脂肪過高者，容易引起血管擴張或血液淤積。

2. 久坐久站性水腫

長時間久坐久站使下肢靜脈回流受阻，毛細血管因而水分滲出較多，而局部組織循環不良無法排泄。

3. 老年性水腫

老年人由於組織細胞功能退化，血管壁滲透性增加，但心肝腎及各項檢查仍屬正常。

4. 經前或妊娠水腫

經前下肢水腫嚴重者伴有面部或手部浮腫，經期過後即漸漸改善。或懷孕時小腿水腫但血壓正常，生產後水腫即消失。

5. 原發性水腫

除上述原因外，無明顯病因造成。水腫多發生於下肢，下午及傍晚較嚴重，上午症狀較輕。

血脈運行不暢 因而水腫

中醫對水腫的研究，早在東漢《金匱要略》即寫道：「血不利則為水」，也就是水腫的機理與血脈運行不暢有關，此點和現代醫學跟血液循環不好有關的觀點頗有相符之處。

水腫的治療，《內經》提出「開鬼門」、「潔淨府」、「去菀陳莝」等治療；開鬼門者，指發汗。淨潔府者，指利小便。去菀陳莝者，指活血利濕通利大便。常用的中藥如發汗類的麻黃、桂枝、生薑等，利濕類的薏苡仁、茯苓、赤小豆等，活血類的澤蘭、雞血藤等，清熱解毒類的馬齒莧等。

因此在炎熱的夏天，來碗綠豆薏仁湯，既能消暑利濕，又能清熱解毒，對水腫有一定的改善作用。值得注意的是，孕婦應該避免食用薏仁。

平日生活中小細節的留意，也可預防減輕水腫的發生。肥胖型的患者，減重後下肢水腫大多改善。若無法避免久坐久站，最好每隔半小時就動一動腳或起來走動，都可以增加腿部循環。女性朋友可以穿著彈性絲襪，同時少穿高跟鞋為妙。

當出現水腫時，不要煩惱擔心以為一定得了什麼疾病，應該到合格的醫院接受檢查，找出原因對症治療。

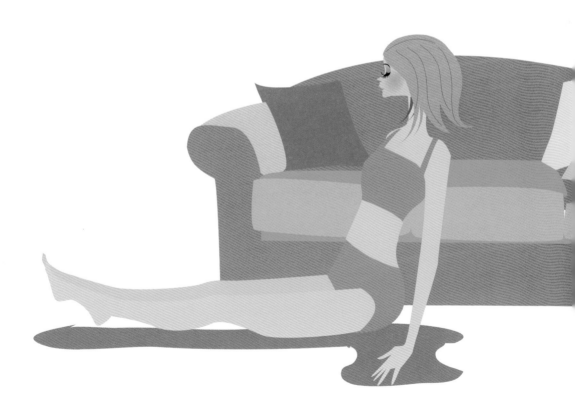

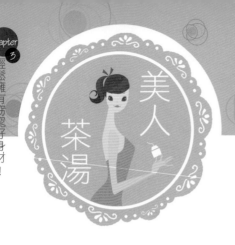

美人茶湯

消除水腫
瘦身減肥茶

材料：

車前子 5 克，決明子、山楂、陳皮各 10 克

做法：

將車前子、決明子裝入紗布袋，然後所有材
料用 1000 cc的水煮開後，去渣即可飲用。

利水消脂
薏仁玉鬚茶

材料：

薏仁 60 克、玉米鬚 20 克、
白茯苓 40 克

做法：

所有材料用 1000 cc的水煮開後，
去渣即可飲用。

● **中藥小知識**

薏仁：具有利尿、消水腫的功用，能利水滲濕，兼可健脾。

車前子：能消水腫外，還能清除濕熱，清肝明目。

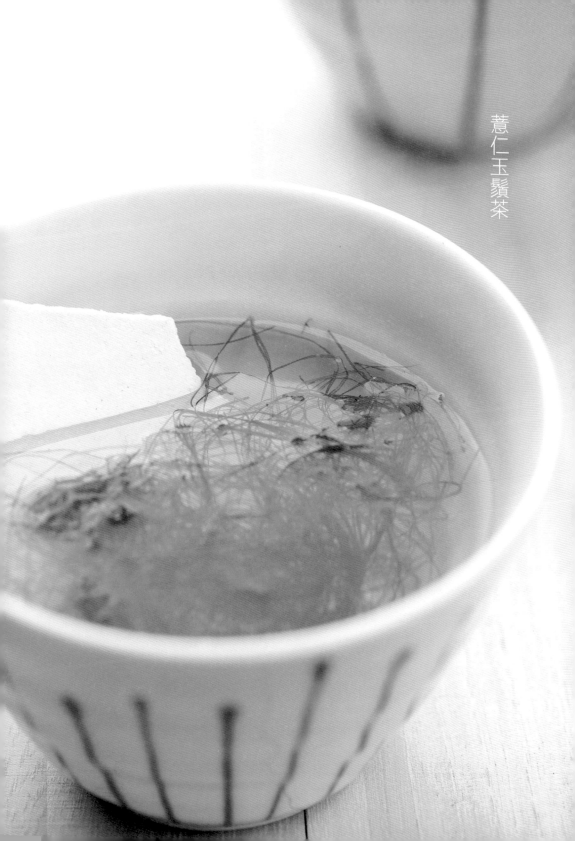

薏仁玉鬚茶

瘦手臂、小腹、大腿
消小腿浮腫

有關瘦手臂、瘦小腹、瘦大腿、消小腿浮腫，都是 3 個健美操配合 3 個穴道按摩去進行，有幾點要注意：

1. 要配合飲食節制，持續才有效果。以按摩方式來達到瘦身，若能同時加上飲食調控與適度運動，瘦身效果會更顯著。

2. 身體容易浮腫的人，不要吃太鹹的東西，最好吃清淡一點。

3. 大部分按摩及推拿，並不需要醫師在場，幾乎人人都可自行操作。然而，自我按摩因一般人無法持續，以致效果不顯著。

4. 在用餐過後的 1 小時，勿刺激這些穴道。

瘦手臂 告別 Bye-bye 手

手臂很少運動時造成皮下脂肪肥厚，手臂就會肥胖。而手臂某方向特別肥厚或變形，則是手臂運動或施力不平均造成，手部肌肉長期以固定姿勢或方向施力，便會造成某一方向的肥厚。

要擁有一雙纖細、緊實的美臂，做好下面的瘦手臂操加上穴道按摩，就可以向火腿臂告別！

先準備 2 個 600c.c. 左右的寶特瓶當做輔助工具，並把瓶內裝滿水或沙。

第 1 招：緊實上臂內側

1. 雙手交錯，拇指向下，雙臂向前延伸。靜止 10 秒後雙手反轉 1 下收回，再向前延伸做下 1 次。慢慢進行約 15 ～ 20 次。

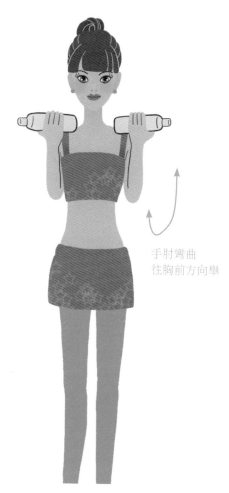

手肘彎曲
往胸前方向舉

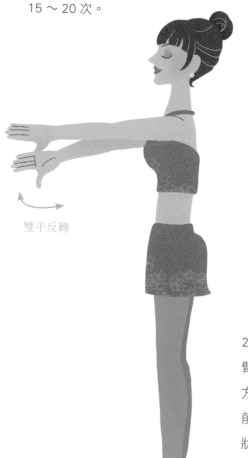

雙手反轉

2. 兩手各握 1 個寶特瓶，掌心向前，手臂自然垂下，接下來就像一般舉啞鈴的方式，手肘彎曲，把 2 個寶特瓶舉到胸前，接著再慢慢放下到手臂自然垂下的狀態。次數可以視自己的情況增減。

第 2 招：結實上臂外側

兩手各握 1 個寶特瓶，掌心朝向大腿側，手臂自然垂下，接著兩上臂保持伸直的狀態，慢慢向上抬起到和地面平行，也就是全身慢慢呈現「大」字形（在做出「大」字形的過程中，掌心是要一直朝下的），把雙手慢慢的放下，回復到一開始自然垂下的狀態。次數可以視自己的情況漸漸增減。

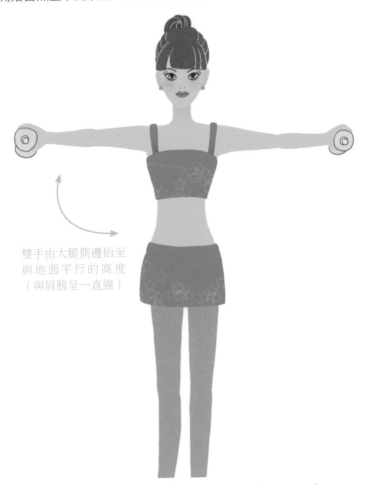

雙手由大腿側邊抬至
與地面平行的高度
（與肩膀呈一直線）

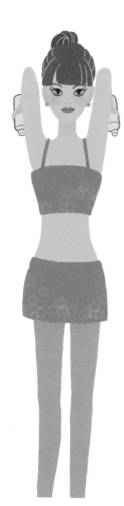

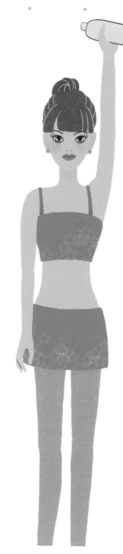

手臂向上約於耳
朵旁的位置，下
臂向背後彎曲，
掌心朝內（身體
這一側）

手臂由前往上往
後腦杓擺動

第 3 招：甩掉上臂後側肥肉

1. 兩手各握 1 個寶特瓶手臂向上伸直，掌心朝向身體這一側，上臂保持不動，下臂慢慢向背後彎曲，接著再將下臂從向後彎曲的狀態，慢慢往上回復到一開始向上伸直的姿勢。

2. 單手抓握 600c.c. 裝滿水的瓶子，然後將整隻手平貼在側身，把手臂由前向上往後腦杓擺動，手臂儘量向後伸展。

第 4 招：上臂穴道按摩 紓緩緊繃

我們的上臂有 3 個很重要的瘦手臂穴道：臂臑穴、曲池穴、肩貞穴，尤其做完上面第 1 至 3 招運動之後，更要按摩這幾個穴道紓緩一下緊繃、僵硬的手臂。

臂臑穴的位置：
單手叉腰將手臂弓起，在上臂三角肌（連接肩膀突出的那塊肌肉）的前端稍微內側，在肩膀與上臂三角肌 3 指寬的位置。

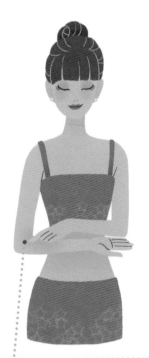

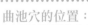

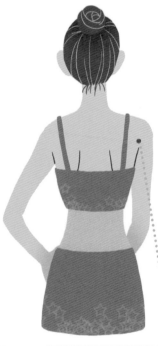

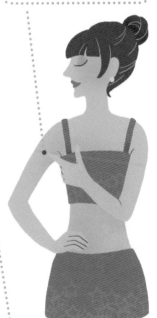

曲池穴的位置：
在手肘關節彎曲凹陷處，曲池穴位置為手肘彎成直角後的橫紋頂端處。

肩貞穴的位置：
位於後背與手臂交界處腋下往上約 1 指寬處。也就是在肩關節後下方，手臂內收時，腋後和手臂夾縫對上 1 寸。

做上面這 4 招時要注意兩點：

1. 在做上面第 1 至 3 招的時候，剛開始可以視自己的臂力從 10 下開始慢慢增加次數，千萬不要覺得一開始好像沒什麼感覺，就瘋狂運動，這樣不僅隔天手臂會很痠痛，而且手臂也很容易變很粗勇、僵硬。

2. 做完第 1 至 3 招的時候，一定要做第 4 招來按摩一下手臂，可以有舒緩局部肌肉緊繃的效果。

瘦小腹 拒當小腹婆

現代人的飲食多半吃得多又喝得多，加上工作繁忙，長時間坐在電腦桌前，造成運動量不足，脂肪容易堆積造成小腹突出。

第 1 招：上提腰臀

平躺後雙腳與肩同寬，腳掌平貼地面後，開始腹部用力使腰臀同時上提，維持 10 秒，當腰部、腹部微痠再放鬆，反覆做 10 至 15 次。次數可以視自己的情況漸漸增減。

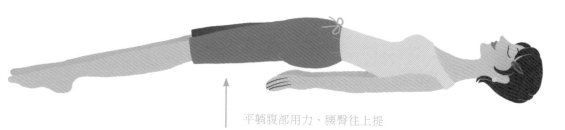

平躺腹部用力，腰臀往上提

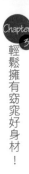

第 2 招：曲腿抬臀

雙腳併攏，將雙腳彎曲，大腿抬高壓向腹部，讓臀部騰空停留 10 秒後再放下，重覆 10 至 15 次，雙手可扶住床面。次數可以視自己的情況漸漸增減。

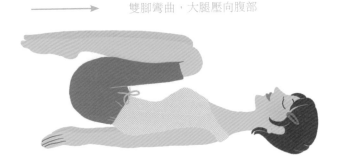

雙腳彎曲，大腿壓向腹部

第 3 招：伸直抬腿

平躺時兩腿伸直後，開始將雙腿緩緩舉起（舉起過程中要注意保持兩腿伸直不可彎曲），至與地面呈 45 度角，停留約 10 秒後，徐徐放下雙腿（放下過程中一樣要注意保持兩腿伸直不可彎曲），至腳跟離地約 5 公分時停止，停留約 10 秒後再做下一次的上舉。

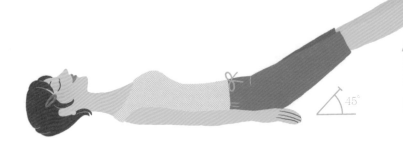

平躺，雙腿伸直後，慢慢舉起，至與地面呈 45 度角

第 4 招：瘦小腹的穴道按摩

瘦小腹的穴位按摩，與改善氣腫型肥胖的按摩穴位一樣，分別是天樞、水分、關元等 3 個穴道。按摩方法：稍微使力下按壓，再以拇指揉、摩。建議每天至少按摩 20 分鐘

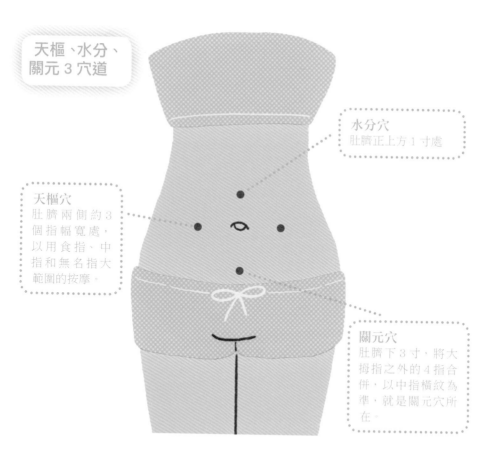

天樞、水分、
關元 3 穴道

水分穴
肚臍正上方 1 寸處

天樞穴
肚臍兩側約 3
個指幅寬處，
以用食指、中
指和無名指大
範圍的按摩。

關元穴
肚臍下 3 寸，將大
拇指之外的 4 指合
併，以中指橫紋為
準，就是關元穴所
在。

注意：瘦小腹健美操這 4 招在飯後 1 小時內不要做，避免影響腸胃消化。

瘦大腿 雕塑美人腿

造成腿部浮腫的原因很多，可能是下半身循環不好，缺乏運動，飲食不當，姿勢不正確，都有可能，所以從平常的習慣養成，更能有效的解決大腿浮腫的困擾。

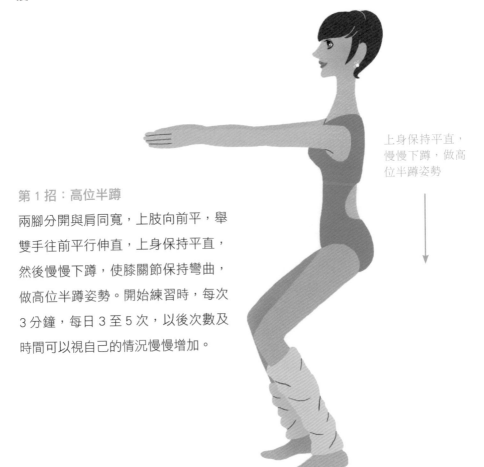

上身保持平直，
慢慢下蹲，做高
位半蹲姿勢

第 1 招：高位半蹲

兩腳分開與肩同寬，上肢向前平，舉雙手往前平行伸直，上身保持平直，然後慢慢下蹲，使膝關節保持彎曲，做高位半蹲姿勢。開始練習時，每次3分鐘，每日3至5次，以後次數及時間可以視自己的情況慢慢增加。

第 2 招：45 度抬腿

平躺，一腳彎曲，另一腳抬起和地面約呈 45 度，
腳要伸直，腳尖向腳背上抬，停留約 10 秒後兩腳
交替重覆，維持每次 1 ～ 2 分鐘，每日 3 ～ 5 次，
以後次數及時間可以視自己的情況慢慢增加。

一腳彎曲，另
一腳抬起和地
面約呈 45 度

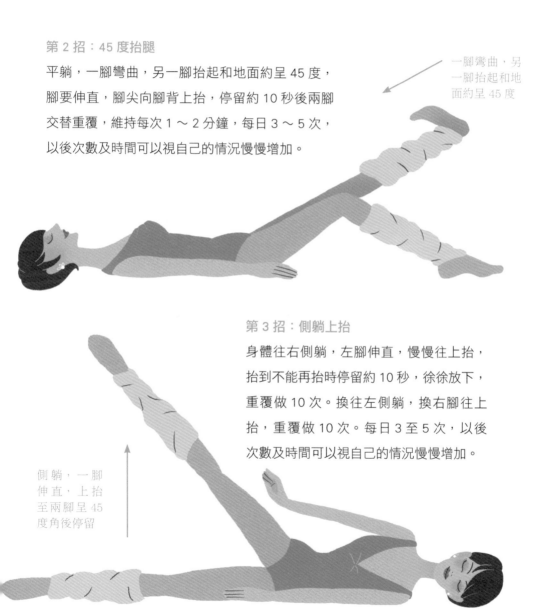

第 3 招：側躺上抬

身體往右側躺，左腳伸直，慢慢往上抬，
抬到不能再抬時停留約 10 秒，徐徐放下，
重覆做 10 次。換往左側躺，換右腳往上
抬，重覆做 10 次。每日 3 至 5 次，以後
次數及時間可以視自己的情況慢慢增加。

側躺，一腳
伸直，上抬
至兩腳呈 45
度角後停留

第 4 招：瘦大腿的穴道按摩

瘦大腿的穴道按摩分別是風市穴、承扶穴及髀關穴。按摩方法：稍微使力下按壓，再以拇指揉、摩。每穴位每次各按摩 2 ～ 3 分鐘左右。建議每天至少 3 ～ 5 次。

風市穴、承扶穴及髀關穴 3 穴道

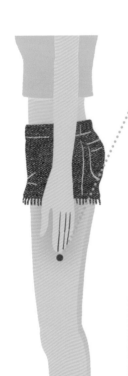
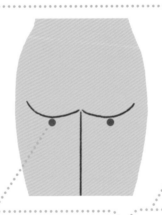

風市穴
消除大腿外側贅肉，風市穴位於人體的大腿外側部的中線上，當膕橫紋上 7 寸。或直立垂手時，中指尖處。

承扶穴
消除大腿後側贅肉，承扶穴位在臀部與大腿交界橫紋上的正中央點。
小撇步：此處因為自己按壓不易，可以用筆的平面端來按壓穴位。

髀關穴
消主治大腿內側的肥胖，穴的位置在大腿橫紋的正中點，與承扶穴前後相對。髀關穴位於人體的大腿前面，當髂前上棘與髕底外側端的連線上，屈髖時，平會陰，居縫匠肌外側凹陷處。

消小腿浮腫 蘿蔔腿再見

長時間的久坐久站最易使我們的代謝變差造成小腿的浮腫，上班族 OL 女郎最容易有這方面困擾。

第 1 招：45 度角伸直

坐在椅子上，小腿併攏，並向前伸直約 45 度，先將腳底板用力下壓，再將腳底板出力向上勾。重複約動作 10 次。每日 3 至 5 次，以後次數及時間可以視自己的情況慢慢增加。

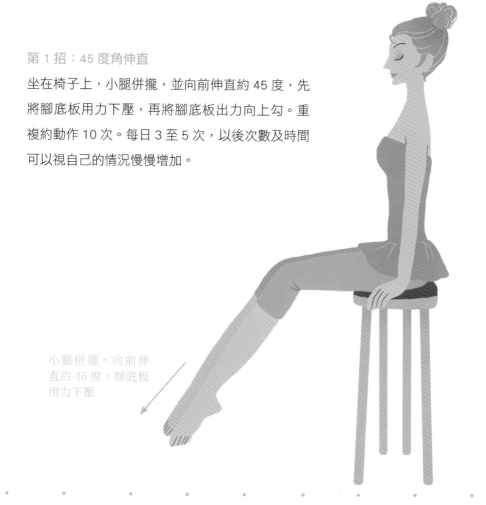

小腿併攏，向前伸直約 45 度，腳底板用力下壓

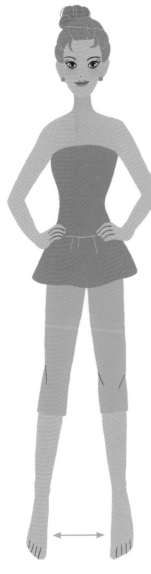

第 2 招：踮腳站立

離開椅子，輕鬆站立，雙腳打開與肩膀同寬，雙手插腰，縮小腹。雙腳同時慢慢踮高腳跟以腳尖站立，停留約2秒鐘，然後慢慢放下腳跟。重複上下踮腳跟 10 至 20 次。每日 3 至 5 次，以後可視自己情況慢慢增加。

第 3 招：腳尖點地

輕鬆站立，雙腳併攏，左腿保持直立，右腿往前約 30 公分，同時右腳掌不貼地離地約 5 公分，然後右腳尖往下點地 1 下後復原，重複點 50 下。然後左右交換，換右腿保持直立，左腿往前腳尖點地。每日 3 至 5 次，以後可視自己情況慢慢增加。

雙腳打開與肩膀同寬

左腿保持直立，右腿往前約 30 公分

第 4 招：消小腿浮腫的穴道按摩

消小腿浮腫的穴道按摩分別有三陰交、懸鍾穴及承山穴。按摩方法：稍微使力下按壓，再以拇指揉、摩。每個穴位每次各按摩 2 ～ 3 分鐘左右。建議每天至少 3 ～ 5 次。

三陰交、懸鍾及承山 3 穴道

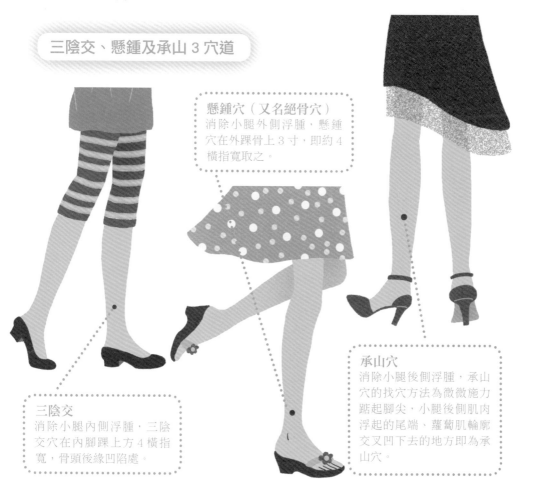

懸鍾穴（又名絕骨穴）
消除小腿外側浮腫，懸鍾穴在外踝骨上 3 寸，即約 4 橫指寬取之。

承山穴
消除小腿後側浮腫，承山穴的找穴方法為微微施力跐起腳尖，小腿後側肌肉浮起的尾端、蘿蔔肌輪廓交叉凹下去的地方即為承山穴。

三陰交
消除小腿內側浮腫，三陰交穴在內腳踝上方 4 橫指寬，骨頭後緣凹陷處。

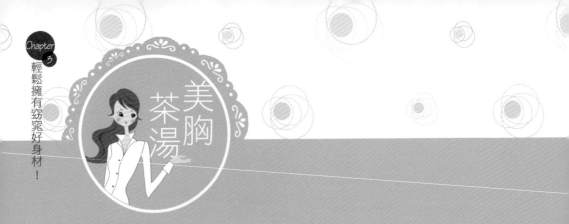

美胸茶湯

豐胸健乳的美人茶湯

中藥豐胸有它的效果，雖然它不像手術一樣可馬上從 A 罩杯變 D 罩杯，但是中藥豐胸比其它豐胸產品安全。用中藥調理療豐胸的原則，如同治療其他婦科疾病一樣，以改善自身偏差的體質為主。所以中藥豐胸不單單是豐胸的目的，更注重於氣血的循環，調理好身體，中藥豐胸自然邁出了成功的第一步了。

健胸豐乳
桂圓山藥茶

材料：
桂圓肉、山藥各 10 克

做法：
所有材料用 600 cc 的水煮開後，去渣即可飲用。桂圓肉、山藥都可以食用。

活血通乳
當歸豐胸茶

材料：
當歸、蒲公英各 20 克

做法：
所有材料用 1000 cc 的水煮開後，去渣即可飲用。

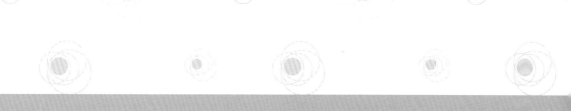

豐胸健乳
菟絲益母茶

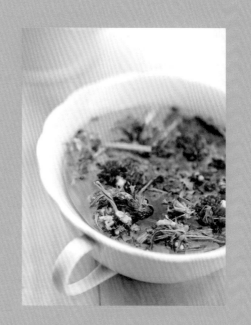

材料：

菟絲子 5 克、益母草 10 克

做法：

菟絲子裝入紗布袋，再與益母草用 1000 cc
的熱水悶泡 10 分鐘後，去渣即可飲用。

● **中藥小知識**

菟絲子：天然荷爾蒙的成分高，可美容、養顏、豐胸。常吃除了乳房會腫脹外，身體也
　　　　會顯得滋潤。

當歸：可生血、補血、活血，尤其經期後，當歸可使子宮溫暖健康，子宮健康較容易受孕，
　　　乳房的發育也會豐滿。

山藥：能開胃健脾，潤肺補腎，是豐胸的主要原料。山藥含有植物性賀爾蒙，有強壯滋
　　　補效果，可幫人豐胸不發胖。

Chapter

4

聰明女人
擁有好體質

改善氣虛
增強抵抗力
P.106

趕走慢性疲勞
小心文明病
P.112

改善手腳冰冷
拒當冰棒美人
P.116

抗衰老 養生益壽
P.120

增強腦力
改善記憶力
P.124

紓壓安神好心情
P.128

睡美人 好睡好美麗
P.132

改善氣虛
增強抵抗力

本書第一章曾提到在抵抗外邪時，免疫能力較差經常感冒者，這是因為氣虛。也提到「氣虛」不是單指「疲倦」而已，它是一組症候群，臨床以沒精神、無精打采、眩暈、疲倦、四肢無力、不想說話、說話有氣無力、語聲低微、講話聲音細小、白日易多汗、活動勞累症狀加劇、舌頭顏色淡甚至舌頭虛胖等為主要症狀。

在中醫學中認為「氣虛」跟五臟六腑的功能脫不了關係，也就是五臟六腑的功能好不好，也會表現在五臟六腑的氣上面。氣虛特別跟五臟六腑中的心、脾、肺、腎有關，也就是會再細分為心氣虛、脾氣虛、肺氣虛、腎氣虛。之所以會如此細分是希望能夠更精準的診斷症狀的根本，能夠對症下藥達到最好的療效。以下分別介紹心氣虛、脾氣虛、肺氣虛、腎氣虛 4 種症狀及適合的茶飲。

氣虛的 4 種症狀

1. 心氣虛

心氣虛的診斷要點是心悸、胸悶、胸痛、動則易喘、氣短、神倦等心臟及全身功能衰弱的表現。簡單地講，是心的症狀加上氣虛症狀。在中醫學認為心主血脈，心氣足則血脈運行順暢，血脈運行順暢當然對全身循環好，也增加了身體的抵抗力。

2. 脾氣虛

脾氣虛的主要臨床症狀表現是：食欲不振，食入即飽或食後噯氣腹脹滿，大便稀軟或易腹瀉或腸鳴腹痛，精神不振，少氣懶言，四肢虛弱沒力的感覺，倦怠

嗜臥，面色萎黃無光彩，消瘦，舌質淡或淡胖有齒痕、舌苔薄白，脈弱無力。
在中醫學認為脾為後天之本，也就是脾管食物的營養消化吸收，脾氣好則消化
吸收好，對全身的營養供應良好，當然也就增加了身體的抵抗力。

3. 肺氣虛

肺氣虛的主要臨床症狀表現可見氣短不續，遇勞動則加劇，語聲低微不宏亮；
或容易咳嗽、咳聲無力、痰多而清稀；或見面色㿠白、體倦乏力；或容易反覆
感冒；或常自汗或多汗，往往並見畏寒怕冷；或遇冷則鼻塞、流鼻水、噴嚏。

4. 腎氣虛

腎氣虛者的主要臨床症狀表現
可見腰痠背痛、小便色清量多、
易落髮；聽力減退、耳聾，頭
暈，腰膝酸軟、夜間多尿。男
子滑精早泄，女子性慾減退冷
漠、月經週期混亂或見更年期
症狀，舌淡苔白、脈細弱等症。

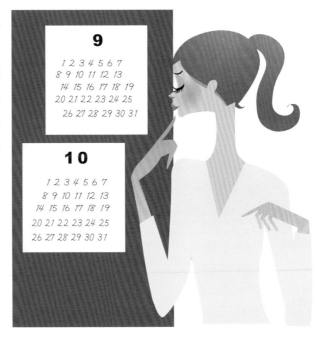

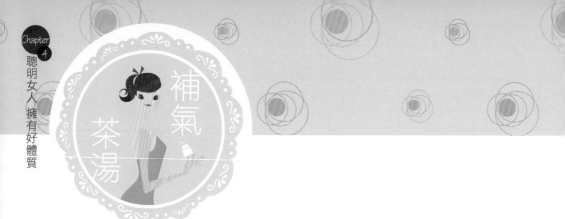

補氣
茶湯

補益肺氣
麻杏人參茶

材料：

麻黃 3 克，苦杏仁、人參、甘草各 5 克

做法：

所有材料用 1000 cc的水煮開後，去渣即可飲用。

注意事項：

已感冒的人不宜飲用。

補益心氣
強心茶

材料：

人參、麥門冬、五味子各 15 克

注意事項：

高血壓者不宜飲用。

做法：

所有材料用 1000 cc的水煮開後，去渣即可飲用。

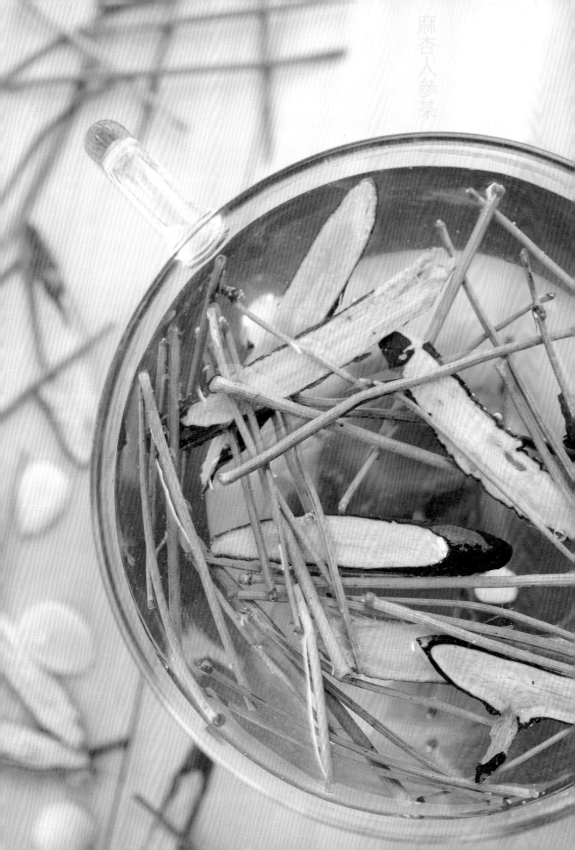

麻杏人參茶

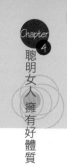

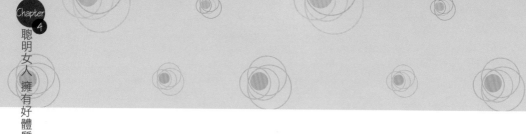

補益腎氣
杜仲五味茶

材料：

杜仲 20 克、五味子 10 克

做法：

所有材料研成粗末，用 800 cc 的沸水
悶泡 10 分鐘後，去渣即可飲用。

● **中藥小知識**

杜仲：用於肝腎不足的腰膝酸痛，
下肢痿軟及陽痿，尿頻等
症。能補肝腎，強筋骨，
暖下元。

補益脾氣
五神茶

材料：

茯苓、山藥、芡實、薏苡仁、
蓮子各 25 克

做法：

所有材料用 1500 cc 的水煮開
後，即可飲用。

注意事項：

1. 便祕者要小心使用。

2. 此方是由開脾健胃之「四君子湯」
   變化而來，也可以燉小排骨、豬
   小腸或熬粥。平日服用，可調理
   脾胃，增強抵抗力。

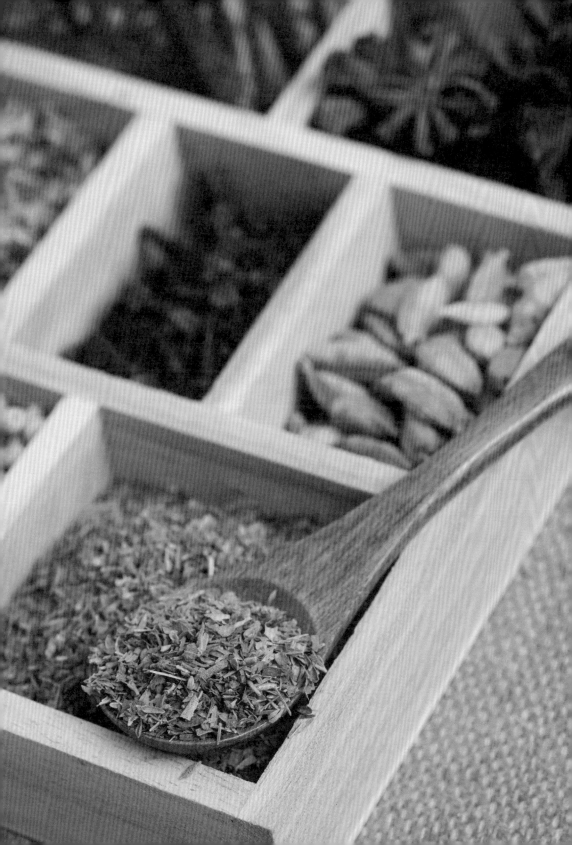

趕走慢性疲勞
小心文明病

妳是不是經常覺得很累？現代醫學這麼進步，人們的身體應該會越來越健康；然而現代生活中的節奏快速，加上長期超負荷工作，卻往往造成「慢性疲勞症候群」，累積沉澱許多的潛在致病因子，致使許多人積勞成疾。雙薪家庭下的職業婦女就很容易遇到這樣的狀況。

慢性疲勞 類似中醫氣虛

「慢性疲勞症候群」（Chronic Fa-tique Syndrome, CFS）的定義，是在 1987 年 4 月，由美國疾病管制中心將這種以慢性持久或反覆發作的腦力和體力疲勞為主要特徵的症候群，命名為慢性疲勞症候群。美國在給該症命名時，同時制定相對應的診斷標準。包括 2 項主要標準（表 1）或累計 8 項以上症狀指標（表 2），或 6 項症狀指標加 2 項生理指標（表 3），即可確診為 CFS。

現代醫學的「慢性疲勞症候群」，是不是中醫的「氣虛」呢？中醫認為氣虛的症狀為精神不振、說話無力、食欲不振、懶言懶動、易頭暈、易疲勞無力、嗜睡、容易出汗等；慢性疲勞症候群與氣虛是非常相似的。臨床上慢性疲勞症候群好發於 20 歲至 50 歲的中青年人，以白領族居多。

患者的共同特點是工作時間過長，腦力勞動量大，長期疲勞。這種疲勞大都表現為：身體乏力、睡眠不安穩、記憶力衰退、經常腰痠背痛、關節痠痛等，有時症狀類似感冒，但到醫院去檢查，卻又沒有明顯的病症。久而久之，就會引起內分泌失調、自律神經紊亂、免疫機能低下，容易導致多種疾病，也容易引發「過勞死」。中醫治療本症，認為氣虛是基本病因，肌肉易緊張僵硬者，給

予芍藥甘草湯；情緒易緊張者，給予加味逍遙散；再視患者出現肺氣虛、脾氣虛、腎氣虛及心氣虛等證型酌加用藥。在忙碌、多變的社會環境裡，「慢性疲勞」就像是種文明病。假如人體像「彈簧」，勞動就是「外力」。當外力超過彈簧的彈性限度時，彈簧會發生永久變形甚至斷裂；當勞動超過體力極限或持續時間過久時，身體就會加速老化、衰竭甚至死亡。「休息是為了走更長遠的路」此話值得深思。

 ## 慢性疲勞症候群

主要診斷標準（表 1）

1 持久或反覆發作的疲勞，持續 6 個月以上。

2 根據病史、體徵或實驗室檢查結果，排除引起慢性疲勞的各種疾病。

生理指標（表 3）

1 低燒。

2 非滲出性咽炎。

3 頸前、後部或咽峽部淋巴結觸痛。

症狀指標（表 2）

1 體力或心理引起不易解除的疲勞。

2 沒有明確原因的肌肉無力。

3 失眠症狀普遍存在，或多夢、早醒。

4 頭脹、頭昏或頭痛。

5 注意力不易集中、記憶力減退。

6 食欲不振。

7 低熱。

8 肩部不適，胸部有緊縮感，或有腰背痛、不定位的肌痛和關節痛，無明確的風濕或外傷史。

9 心情抑鬱、焦慮或緊張、恐懼，興趣減退或喪失。

10 性功能減退。

11 咽乾、咽痛或喉部有緊縮感。

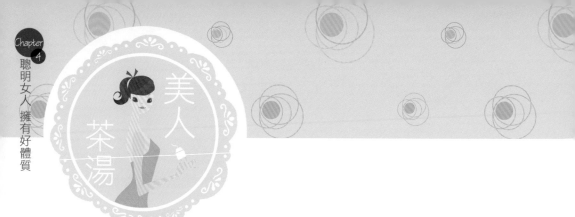

美人茶湯

改善肌肉僵硬痠痛
芍藥甘草茶

材料：

白芍藥 15 克、甘草 10 克

做法：

所有材料研成粗末，用 500 cc 的沸水悶泡 10 分鐘後，去渣即可飲用。

注意事項：

胃熱者不宜飲用。

● **中藥小知識**

白芍藥：能緩解肌肉僵硬痠痛，兼養血斂陰。

甘草：補中緩急。白芍藥、甘草這兩味藥同用也可以緩解四肢抽筋或胃腸痙攣。

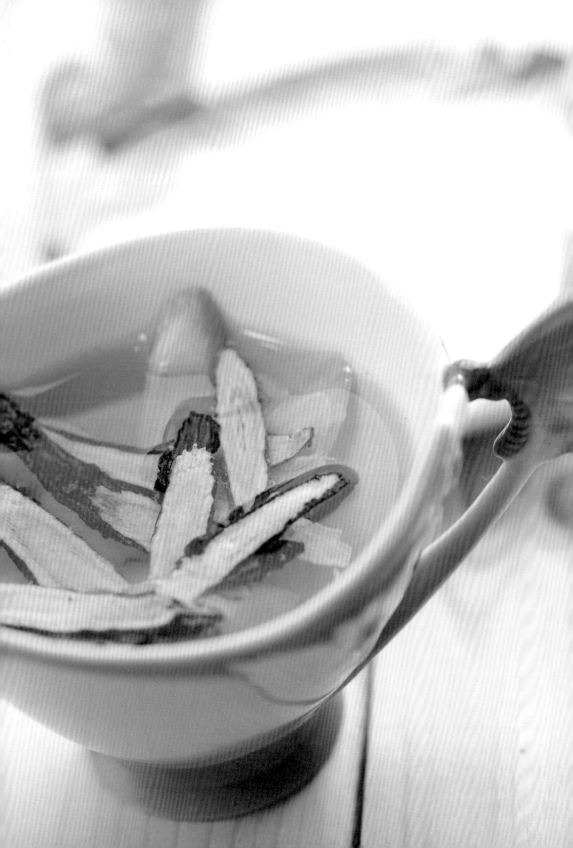

改善手腳冰冷
拒當冰棒美人

妳是冰棒美人嗎？手腳容易冰冷，即使夏天手腳仍不溫暖的人，中醫稱為「能夏不能冬」，也就是俗話說的冷底、冷身，屬於中醫所說的虛寒體質。

虛寒體質者的特徵是長臉蛋、面色蒼白或偏黃，細瘦型或易水腫、大便細少、時常腹瀉或便秘，小便顏色淡薄或無色，常常感冒但是很少發高燒，感冒則噴嚏連連、鼻水不斷，經常頭痛、頸部僵硬，肩膀酸痛也很頻繁，女性易有生理痛的現象，沉默寡言、優柔寡斷又自尋煩惱，容易悲觀，即使是夏天也不喜歡吹冷氣等等。

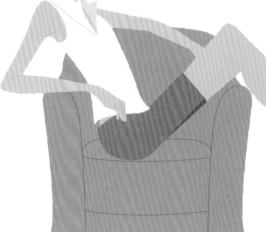

手腳冰冷的人，面對生冷水果、冷飲的誘惑，要盡量避免。同時持續有恆的運動，有助於促進手腳末梢血液循環。

同時要提醒，手腳容易冰冷除了氣血運行不暢外，有些疾病如甲狀腺功能低下、低血壓、貧血或糖尿病，也容易因代謝差、末梢循環不良造成手腳冰冷，此時應尋求合格的醫師的治療。

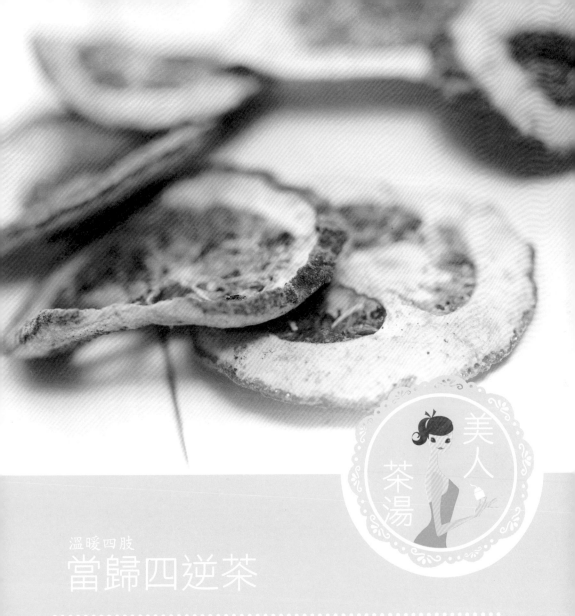

美人茶湯

溫暖四肢
當歸四逆茶

材料：

肉桂粉 3 克、當歸 10 克、白芍藥 10 克
老薑 20 克、炙甘草 10 克

注意事項：

本茶飲能夠養血除寒，溫暖四肢，適合
氣血不足、四肢不溫的女性。

做法：

所有材料除肉桂粉外，用
1000 cc 水煮開後去渣，加
入肉桂粉攪拌即可飲用。

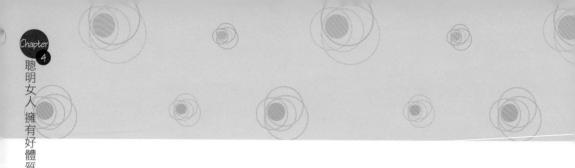

改善手腳冰冷

保元散寒茶

材料：

人參 10 克、黃耆 15 克、老薑 20 克

白朮 10 克、炙甘草 10 克

注意事項：

本茶飲溫中散寒，益氣活血，適合體虛

氣弱及文案工作者，血壓偏低者尤其有

效。高血壓者不宜飲用。

做法：

所有材料用 1000 cc 的水

煮開後，去渣即可飲用。

通脈袪寒

桂圓薑棗茶

材料：

龍眼肉（桂圓肉）20 克、老薑 10 克、紅棗 5 顆

做法：

所有材料用 800cc 的熱水沖泡，浸泡幾分鐘後，即可飲用。

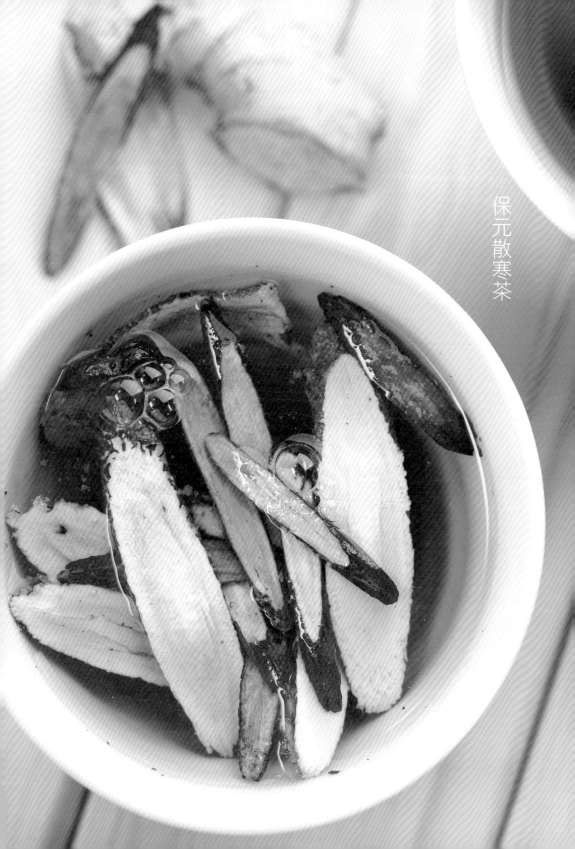

保元散寒茶

抗衰老
養生益壽

中醫對抗衰老早有認識，《黃帝內經》中就有抗衰老的精闢論述：「上古之人，其知道者，法于陰陽，和以術數，食飲有節，起居有常，不妄作勞，故能形與神俱，而盡終其天年，度百歲乃去。」我國最早的藥學專著《神農本草經》，收載 365 種藥物，其中列為「上品」的有 100 多種。

被列為上品的中藥，為無毒、有強健身體的作用。本草書稱中藥有「輕身」、「延年」、「不老」的功效，即現代的抗衰老作用。這裡選取部分常用有抗衰老作用的中藥做簡要介紹。

抗衰老中藥材

何首烏	宋代《開寶本草》稱之「久服長筋骨，益精髓，延年不老 。」
人參	《神農本草經》認為，人參能「補五臟，安精神，定魂魄，止驚悸，除邪氣，明目開心益智。久服輕身延年。」
刺五加	《本草綱目》稱之「久服輕身耐老。」「寧得一把五加，不用金玉滿車。」

靈芝	《神農本草經》稱靈芝能「補肝氣，安魂魄。」「久食，輕身不老，延年神仙。」
枸杞子	《神農本草經》稱枸杞子「久服堅筋骨，輕身不老，耐寒暑。」
龍眼肉	《神農本草經》：久服強魂聰明，輕身不老，通神明。 《本草經疏》：久服聰明耳目，輕身不老。
杜仲	《本草綱目》中記載：能入肝補腎，補中益精氣，堅筋骨，強志，治腎虛腰痛，久服，輕身耐老。
茵陳蒿	主風濕寒熱邪氣，熱結黃疸。久服輕身，益氣，耐老，面白悅，長年。白兔食成仙。
車前子	《神農本草經》：主氣癃止痛，利水道，通小便，除濕痹。久服輕身耐老。
芡實	《神農本草經》認為它能「補中，益精氣，強志，令耳目聰明，久服輕身不饑，耐老神仙。」 《藥性論》中指出：「嬰兒食之不長，老人食之延年。」

美人茶湯

補血抗衰老
龍眼枸杞紅棗茶

材料：

龍眼肉 5 粒、枸杞 10 克、紅棗 3 顆

注意事項：

龍眼肉、枸杞、紅棗皆可食用。本方
不適合口乾舌燥已上火的人服用。

做法：

用 800 cc的沸水悶泡 10
分鐘後，即可飲用。

養生益壽
首烏洋參茶

材料：

何首烏、西洋參各 20 克

注意事項：

易大便稀軟的人要小心飲用此茶。

做法：

將兩味藥研成粗末，以紗布
包之，用 500 cc的沸水悶泡
10 分鐘後，即可飲用。

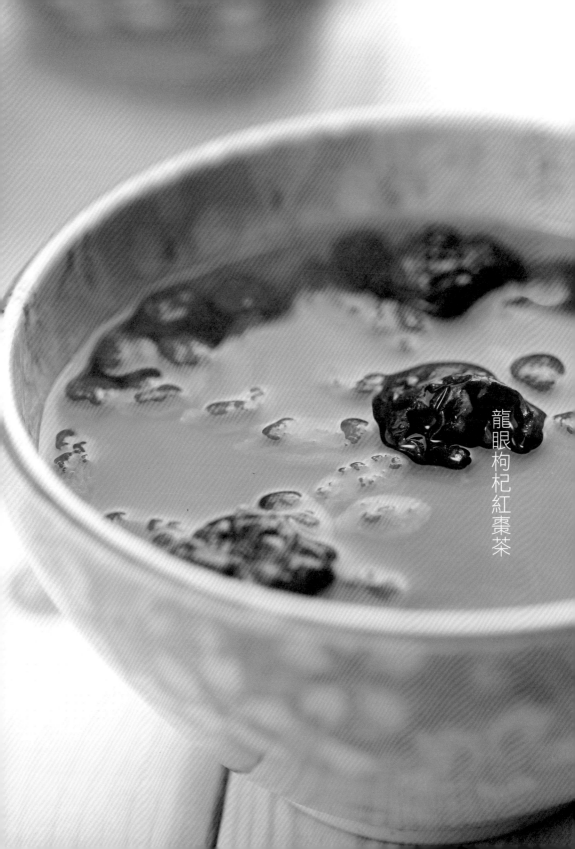

龍眼枸杞紅棗茶

增強腦力 改善記憶力

近幾年中醫藥對於神經系統保護作用有很多研究，從國外報告文獻顯示已有越來越多的中藥經研究証實對神經系統具保護作用，消極方面可用來治療阿滋海默氏症（老年癡呆症）、巴金森氏症。積極的方面則可改善記憶力。足見中藥對記憶力改善已然經得起現代科技檢驗。

其實中醫古籍裡，凡是記載有益智、補腦、長志、不忘等功效的就是屬於健腦的藥材，古人早已廣泛運用在多種方劑之中，如天王補心丹、孔聖枕中丹、聖惠益智丸等。這裡選取部分常用有健腦作用的中藥做簡要介紹。

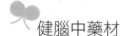 健腦中藥材

遠志	《神農本草經》：利九竅，益智慧，耳目聰明，不忘，強志倍力。《藥性論》：主心神健忘，主夢邪。《本草綱目》：其功專於強志益精，治善忘。
石菖蒲	《名醫別錄》：聰耳明目，益心智。《本草綱目》：開心孔，通九竅，久服不忘不惑。《景岳全書》：行滯氣，通九竅，益心智，明耳目，出聲音，溫腸胃。
巴戟天	《神農本草經》：強筋骨，安五臟，補中，增志，益氣。《現代實用中藥》：為強壯藥，能增強腦力。

山藥	《神農本草經》：主傷中，補虛，除寒熱邪氣，補中益氣，長肌肉，久服耳目聰明。《藥性論》：補五勞七傷，去冷風，鎮心神，安魂魄，補心氣不足，開達心孔，多記事。《日華子本草》：助五臟，強筋骨，長志安神，主泄精健忘。
人參	《神農本草經》：主補五臟，安精神，定魂魄，止驚悸，除邪氣，明目，開心益智。《證類備用本草》：通血脈，破堅積，令人不忘。《名醫別錄》：令人不忘。《本草備要》：明目、開心、益智。添精神。定驚悸。
茯苓	《大明本草》：補五勞七傷，開心益智，止健忘。《景岳全書》：能利竅去濕，利竅則開心益智。《醫方捷徑》：安魂養志，開心益智。
柏子仁	《本草綱目》：益智寧神。《徐大椿醫書全集》：入心脾而安神益智，潤燥舒脾。
楮實子	《神農本草經》：益氣，充肌膚，明目，聰慧，先知。《陶弘景》：仙方採搗取汁和丹用，亦乾服，使人益通神。
龍眼肉	《本草衍義》：甘味歸脾，而能益智。《本草綱目》：開胃益脾，補虛長智。《本草蒙筌》：多服強魂聰明。《本草乘雅》：久服強魂。《藥性解》：除健忘，治怔忡，增智慧，明耳目。《本草備要》：補心脾。甘溫歸脾，益脾長智，一名益智。

以上介紹的藥材雖然都有健腦的作用，但每一種藥材各有其不同的藥性及配伍禁忌，中醫治病又講求辨證論治，因為每個人體質症狀並不相同，同時有些人並非智力不如人，而是臟腑氣血失調所引起的腦功能障礙，這時就不是單獨服用健腦藥物就有效果了。因此如果想善用上述藥材健腦益智時，不妨請中醫師診斷調配，才能吃出健康，吃出聰明來。

益智健腦
桂圓洋參茶

材料：

桂圓 30 克、西洋參 6 克

注意事項：

中年人記憶衰退、老年性神經衰弱
者，很適合飲用本茶。

做法：

用 500 cc 的沸水悶泡 10
分鐘後，即可飲用。

增強記憶
遠志茯苓山藥茶

材料：

遠志 5 克、茯苓 20 克、
山藥 20 克

注意事項：

適用於老年期痴呆、健忘、記憶力不佳的人。

做法：

所有材料用 1000 cc 的水煮
開後，去渣即可飲用。

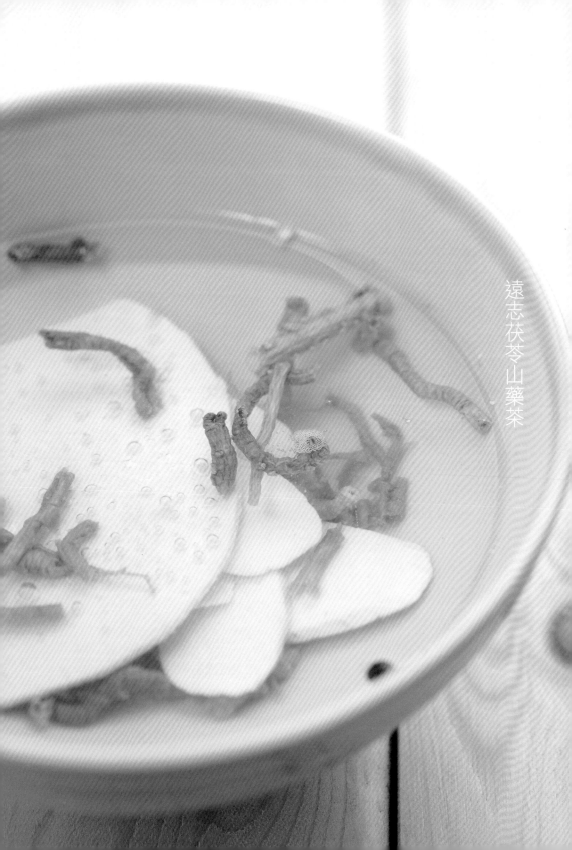

遠志茯苓山藥茶

紓壓安神好心情

我們常用「心神不寧」來形容一個人焦慮不安的表現。中醫學如何看待心與神的問題呢？又如何應用中藥來達到「安神」的效果呢？

神在中醫的含義
可分為廣義和狹義兩方面。

廣義的神是指個人人體生命活動的外在表現，包括儀態、面色、眼神、言語、應答等，也是一般人所稱精氣神的"神氣"。狹義的神，是指精神、意識和思維活動。

中醫典籍記載：「心者，精神之所舍也。」「心者，君主之官，神明出焉。」就是說古人認為心是一個主宰人體意識、思維、情志等精神活動的臟器，它具有相當於大腦的某些生理功能。心神功能正常，人則意識清楚、精神充沛；如果心神有病，則出現精神情志的症狀。

所以中醫論安神，多從「心主神明」的方向調心論治。

安神中藥主要的作用是藉鎮靜而達到安定精神的目的，根據藥物的性質可分為重鎮安神藥和養心安神藥，前者包括龍骨、牡蠣、磁石、硃砂、珍珠、紫石英、琥珀、代赭石等，後者包括酸棗仁、柏子仁、遠志、合歡皮、夜交藤等。目前因硃砂含汞量偏高的問題，相關單位已決策明令禁止中藥房調劑販賣。

安神的適應範圍包括焦慮、緊張、不安等造成失眠、憂鬱、煩躁、健忘、腸胃

消化不良、驚悸、盜汗等症狀，但仍要考慮是否有其他疾病所導致。有好的精神才有美麗的人生，正所謂「心」情若好，也就「安」啦！

常用安神中藥方劑

酸棗仁湯	出自《金匱血痹虛勞篇》：「虛勞虛煩，不得眠，酸棗仁湯主之。」組成藥物包括酸棗仁、知母、川芎、茯苓、甘草。
歸脾湯	出自《濟生方》主治思慮過度，勞傷心脾，怔忡健忘，驚悸盜汗，發熱體倦，食少不眠，或脾虛不能攝血，致血妄行，及婦人經帶。組成為龍眼肉、人參、茯苓、黃耆、白朮、酸棗仁、當歸、遠志、大棗、生薑、木香、炙甘草。
百合雞子湯	出自《金匱百合病篇》：「百合病者，意欲食，復不能食，常默默然，欲臥不能臥，欲行不能行，如寒無寒，如熱無熱。」「虛中，以百合雞子湯清而補之也。」方內包括百合、雞蛋黃兩味藥。

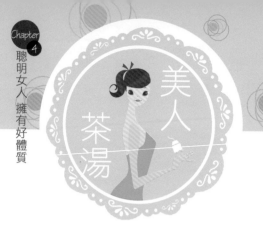

美人茶湯

除煩安神
酸棗仁飲

材料：

酸棗仁 10 克

做法：

用 800 cc的沸水悶泡 10 分鐘後，去渣即可飲用。

注意事項：胃寒者不宜飲用。

補虛安神
百合雞子黃湯

材料：

百合 20 克、蛋黃 1 個，少許冰糖

做法：

將百合、蛋黃加入 500 cc的水攪勻，煮沸後加入冰糖調味服食。

注意事項：高膽固醇者不宜食用。

補脾安神
桂圓蓮子湯

材料：

龍眼肉、蓮子各 30 克

做法：

所有材料用 1000 cc的水煮開後，即可食用。

● 中藥小知識

百合

有清心、補虛、安神之功，又可與養心安神的酸棗仁、遠志、茯神同用，治神經衰弱、精神恍惚不定等症。據現代研究，百合為百合科植物，含澱粉、蛋白質、脂肪、糖、鈣、磷、鐵及微量的秋水仙鹼等生物鹼，除供藥用外，亦可食用，應用相當廣泛。

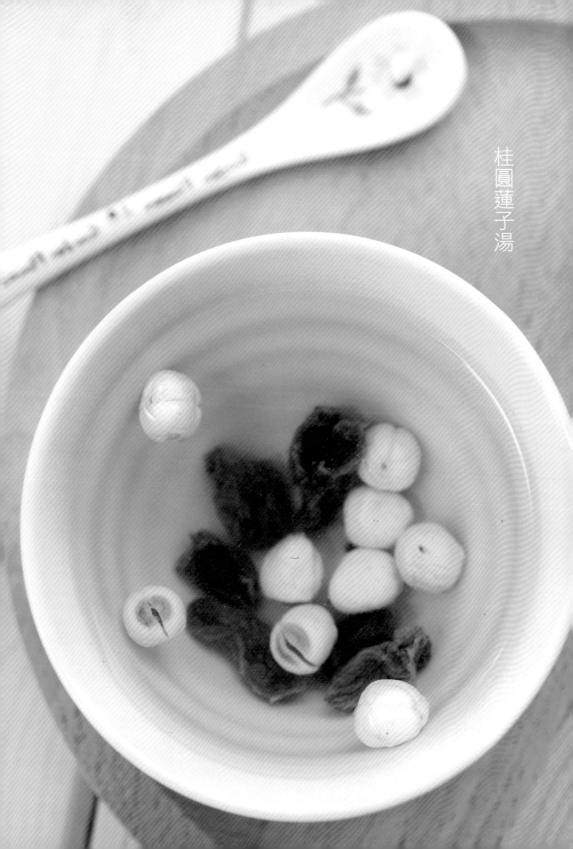

桂圓蓮子湯

睡美人
好睡好美麗

睡得好、精神好，人自然就美麗。中醫稱失眠症為「不寐」、「不得眠」、「不得臥」、「目不瞑」等。如果這些症狀只是暫時發生，稱之為短暫性失眠，造成短暫性失眠的原因很多，包括咖啡因、白天睡太多、身體不適、時差、輪夜班以及疾病或服用藥物都會造成。

臨床上失眠的情況大致可分 5 種：

1. 不易入睡：像關雎篇記載的「悠哉悠哉，輾轉反側。」以日夜都無法入睡，心情煩躁為主要表現。
2. 半夜或過早清醒：也有是因半夜起來上廁所後，就無法再入睡。
3. 眠淺易醒：很容易就被一點聲音驚醒，正如朱元璋：「茅店雞聲人過語，竹籬犬吠客驚眠」。
4. 多夢：自覺整夜都在作夢，睡起仍覺疲勞倦怠，好像睡不太夠。
5. 另外也有一型常見的患者，其情緒容易緊張、害怕、懷疑等，不能適時調整過來，就會造成精神性或心因性的慢性失眠。「月落烏啼霜滿天，江楓漁火對愁眠。」

妳有失眠困擾嗎？

中醫認為情志上的變化，如七情（喜、怒、憂、思、悲、恐、驚）過極，往往耗損臟腑的精氣，使臟腑功能失調，導致陰陽失去平衡，就會造成失眠。而在中醫的臟象理論中，對失眠起著主導作用是屬於肝的生理作用範圍。「肝藏魂」故身雖在床，但魂飛神亂而易多夢；中醫認為肝與膽互為表裏臟腑，「肝氣虛則恐。」多見患者因為害怕而睡不著，或容易驚醒；「肝主怒」故平時若易憤

怒生氣，夜晚即不易入睡；「肝主疏泄」是説明肝對於經絡氣血的通暢及情志的調整之重要性；「肝者將軍之官，謀慮出焉。」若憂傷悲愁、思慮過度，則易致胸悶不舒、兩脅脹痛、喜嘆息等症狀。可見情緒因素與失眠是有很大的關聯，有許多失眠的患者也常被診斷為現代的憂鬱症或躁鬱症所造成。而上述中醫所謂肝的作用，也頗類似現代生理學中自主神經系統之作用。

無門禪師有首偈説：「春有百花秋有月，夏有涼風冬有雪；若無閒事掛心頭，便是人間好時節。」的確，樂觀開朗，就能放下心中那塊大石頭。「心中有事世間小，心中無事一床寬。」不管世事如何變化，只要我們的內心不因情緒的變動而造成精神壓力，相信必能提高睡眠的品質。

紓緩安眠
茯苓遠志安眠茶

材料：
茯苓、酸棗仁、甘草各 5 克，遠志 1 克

注意事項：
想要好睡的人，下午 3 點以後就不可以喝含有咖啡因的東西，例如咖啡、茶等。

做法：
用 500 cc的沸水悶泡 10 分鐘後，去渣即可飲用。

● 中藥小知識

遠志：能改善心神不寧、失眠健忘、精神不安，遠志常與酸棗仁、麥門冬、人蔘等同用，取其安神益智功效。

Chapter 5

診療室
女人的疑難雜症

緩解經痛
月經乖乖來
P.136

補血養肝
經行不再頭痛
P.144

熱性、冷底、寒熱
夾雜 特殊體質看
過來
P.148

白帶的
4 種體質調理
P.152

緩解經痛
月經乖乖來

經痛是指女子在月經期間或行經前後，出現的小腹疼痛，或痛引腰部，甚至劇痛的病症。常伴有頭暈、噁心、嘔吐、腹瀉、全身無力等症狀，且影響正常的生活和工作。

西醫一般將痛經分成原發型及次發型。

1. 原發型痛經：

是指經來疼痛但無明顯的生殖器官病變者，多見初經後 1 至 2 年開始出現。大多與內分泌失調有關。病因目前尚未完全明瞭。初經不久後即出現痛經，有時與精神因素密切相關。原發性痛經多能在生育後緩解。

2. 次發型痛經：

指經來疼痛伴有生殖器官的器質性病變者，如子宮內膜異位、子宮肌瘤、骨盆腔發炎、子宮內沾黏，或生殖器官先天性異常等，多發生在初經後較多年。生育後及中年婦女，多因盆腔炎症、腫瘤或子宮內膜異位症引起。

中醫認為痛經體質大致可分成下列幾型：

1. 氣滯血瘀型：

即骨盆腔的氣血循環不良。這種疼痛通常很劇烈，於經前 1 ～ 2 天或經中小腹脹痛或刺痛，甚至痙攣痛，且經血中常伴有大量血塊，經色紫黑，血塊排出不暢則疼痛加劇，血塊排出後疼痛稍減輕，經淨後疼痛自消。常伴見胸脅乳房作脹。一般子宮肌瘤、子宮內膜異位症即屬此型。這型女性應該避免長時間坐著，多運動，增加血液循環。忌冰冷食物，可喝中藥的玫瑰花、紅花、山楂茶。

2. 寒凝子宮型：

病人曾在經前數日或期間貪食生冷，平時過於貪涼，或生活環境過於濕冷，導致經血為寒所凝，排出不暢而引起疼痛。臨床表現為經行小腹冷痛，得熱痛減：熱敷、喝熱茶或熱薑湯則疼痛可稍緩解。經行怕冷身痛，按之痛甚，經量少，經色暗黑有塊。此類型平常最忌貪涼飲冷，尤其經前及經期間，生冷瓜果及冰涼飲料不碰，並注意保暖，以防子宮受寒。建議多泡澡並多吃溫性食物，可喝薑母茶與肉桂茶。

3. 濕熱下注型：

容易陰部或骨盆腔發炎，常見的症狀為帶下量多味道穢臭、色黃綠、質黏稠，甚至似豆腐渣樣，陰部搔癢，小腹悶痛。而月經期間則出現小腹疼痛拒按，有灼熱感，並伴隨經質黏稠味臭，或可見黏膜狀物排出，或有腰部脹痛。時或低熱起伏。或平時小腹部時痛，經來疼痛加劇，經色暗紅，質

稠或有血塊。本類型體質的人要注意要有充足的睡眠才能有好的免疫力對抗發炎。適合服用清熱利濕的藥品，可經醫師診療之後進行藥補，常用的如金銀花、菊花、蒲公英、薏仁等。

4. 氣血虛弱型：

多見於經前或經淨後，小腹隱隱作痛，喜揉喜按，經量少，經色淡，質清稀。可伴見頭暈眼花，神疲乏力，面色萎黃或慘澹無光彩。本類型體質的人適合服用益氣補血之品，可讓醫師診療後進行藥補，如人參養榮湯或聖愈湯加減。

5. 肝腎虛損型：

經期或經後 1 ～ 2 天內小腹綿綿作痛，量少，色暗淡，經量少而質薄。伴隨頭暈耳鳴，腰膝酸軟，小腹空墜不溫，或潮熱。本類型體質的人適合服用補養肝腎之品，可讓醫師診療後進行藥補，如養肝湯、腎氣丸等。

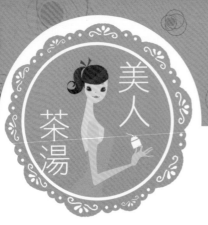

美人茶湯

活血化瘀
山楂紅花茶 （適合氣滯血瘀型）

材料：

山楂 20 克、紅花 3 克、益母草 6 克

做法：

所有材料用 1000 cc的水煮開後，去渣即可飲用。

注意事項：

熱性體質者不宜飲用。

清熱利濕
白芍梔柏茶 （適合濕熱下注型）

材料：

黃柏 3 克、梔子 10 克、白芍藥 10 克

做法：

所有材料用 800 cc的水煮開後，去渣即可飲用。

注意事項：

寒性體質者不宜飲用。

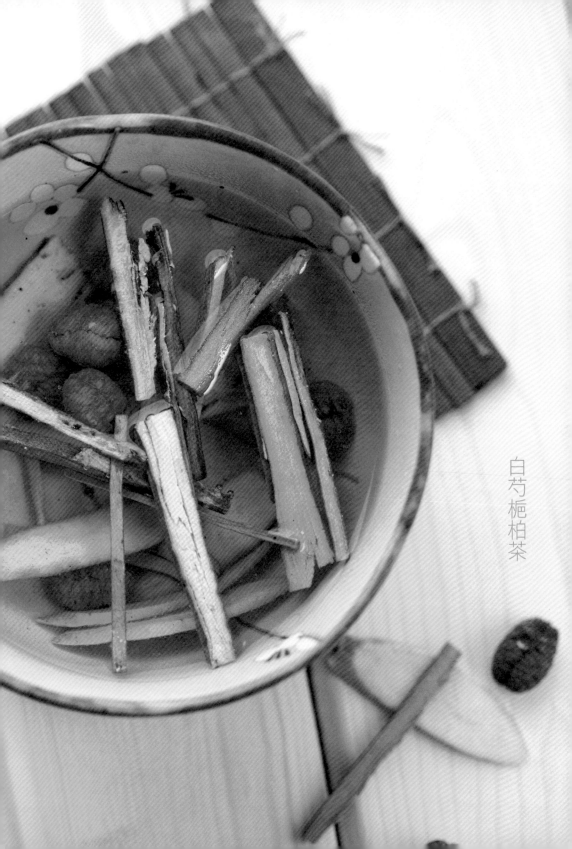

白芍栀柏茶

祛寒溫經
肉桂薑棗茶 （適合寒凝子宮型）

材料：

肉桂 2 克、薑母 15 克

紅棗 10 顆

注意事項：

熱性體質者不宜飲用。

做法：

將薑母洗淨，切薄片狀，連同肉桂、紅棗倒入 600 cc 水煮開後，去渣即可飲用。

補益氣血
聖愈茶 （適合氣血虛弱型）

材料：

黃耆 20 克，人參 20 克，當歸 60 克，

熟地黃、白芍藥、川芎各 20 克

注意事項：

正在感冒或發炎者不宜飲用。

做法：

所有材料用 1000 cc 的水煮開後，去渣即可飲用。

滋補肝腎
滋肝益腎茶 （適合肝腎虛損型）

材料：

生地 20 克、枸杞子 10 克、沙參 15 克
麥門冬 10 克、菊花 10 克、當歸 20 克

做法：

所有材料用 1000 cc的水煮開後，
去渣即可飲用。

注意事項：

腸胃消化不良者不宜飲用。

● **中藥小知識**

益母草：活血調經，利水消腫。用於血滯經閉、痛經、經行不暢、產後瘀滯腹痛、惡
　　　　露不盡等，善於活血祛瘀調經，為婦科經產要藥，故有益母之名。

肉桂：散寒止痛，溫通經脈。常與當歸、川芎、小茴香等同用治療寒凝血滯的閉經、
　　　痛經等證。

黃柏：清熱燥濕，瀉火解毒。本品含小檗鹼、黃柏鹼等多種生物鹼。此外，還有黃柏
　　　酮、黃柏內脂等。黃柏抗菌譜和抗菌效力與黃連相似，對痢疾桿菌、傷寒桿菌、
　　　結核桿菌、金黃色葡萄球菌、溶血性鏈球菌等多種致病細菌均有抑制作用。

緩解經痛的穴道按摩

當經痛發作時，可自我按壓穴道緩解
疼痛，包括位在手掌虎口根部，近骨
頭部位的「合谷穴」，用手指壓迫會
有疼痛感。還有腳背的「太衝穴」，
位在腳背第 1、2 根腳趾骨的凹陷中。

另外，還有足踝關節往上 4 根指頭高
度的「三陰交」，以及膝蓋內側向上
3 個指頭的「血海穴」。經痛時，可
以由合谷穴開始往下，每個穴道按揉
10 到 15 次，每次 3 ～ 5 秒鐘。

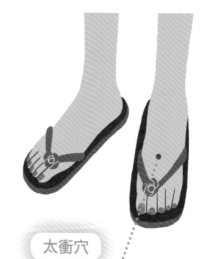

太衝穴

位置：
位於腳背上，從大拇趾與次
趾間的趾縫，向後延伸約 2
寸處，即太衝穴。

合谷穴

位置：
張開虎口，約在食指骨與
拇指骨交界，略偏食指側。

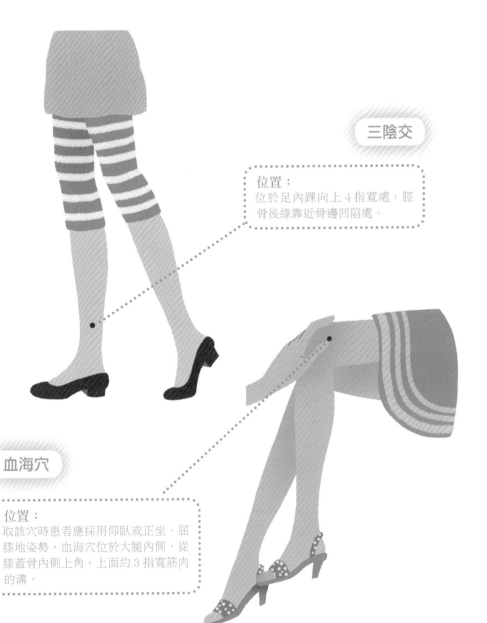

三陰交

位置：
位於足內踝向上 4 指寬處，脛骨後緣靠近骨邊凹陷處。

血海穴

位置：
取該穴時患者應採用仰臥或正坐、屈膝地姿勢，血海穴位於大腿內側，從膝蓋骨內側上角，上面約 3 指寬筋肉的溝。

補血養肝
經行不再頭痛

經行頭痛屬於"經期緊張症候群"的範疇，是臨床上很常見的問題，診斷特徵是頭痛隨月經週期發作，在經期前 5 ～ 14 天或是經期出現，越接近經期而頭痛益甚，直到月經結束而減緩。

經行頭痛需要與月經期間因感冒而起的頭痛作區別，感冒頭痛會兼有怕冷、發熱或口渴等感冒症狀，感冒治癒後頭痛就會消失，與月經週期無關；而經行頭痛則是隨著月經週期發作，在經期後症狀減緩。

每逢經期或月經前後頭痛，稱為經行頭痛。若偶然發生 1 次月經期頭痛者，不屬本症討論範圍。

經行頭痛的中醫分型：

1. 血虛型

經期或經後頭痛、頭暈，經行量少，經血顏色淡，在月經結束後小腹可能會隱隱作痛。通常還會有臉色蒼白、心臟亂跳、睡不好、容易疲倦或全身無力等症狀。建議多吃動物肝臟或深色食物，常服紅棗茶或枸杞茶。

2. 肝火型

經前或經行頭暈脹痛，甚至會感覺頭頂抽痛，頭昏眼花，眼睛脹痛，頭暈目眩。月經前或是月經來潮時乳房脹痛，經血質黏稠，排出時有熱感。肝火型的人還

可能見到煩躁易怒、容易生氣，口苦咽乾，睡眠不安，腰痠耳鳴等等情形。建議應該適當舒解壓力，多喝花茶，如菊花茶、玫瑰花茶與薄荷茶。

3. 血瘀型

經前或經行，頭痛如錐刺如灼，疼痛部位固定，病程日久，經行小腹兩側疼痛，經行不爽，量少有瘀塊，色紫黯，排出時斷斷續續不順暢。經暢則頭痛及小腹兩側疼痛均見緩解。平時可伴有胸部滿悶發脹的症狀。

經行頭痛也是門診常見的婦科問題，引起經行頭痛的原因目前尚未確定，目前有一種說法可能是由於排卵後黃體激素過多，而身體中黃體激素含量越高，腎臟所排出的水分和鹽分就越少，因此水分滯留體內，促使顱內壓力升高，造成頭痛。

所以為了避免水分滯留在體內引起經行頭痛，經前可採取低鹽的飲食，每日在 7 克左右。

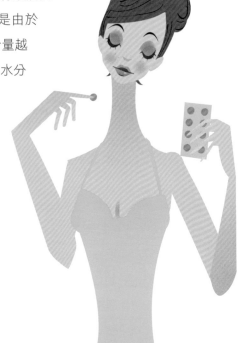

美人茶湯

化瘀通絡
益母丹紅飲
（適合血瘀型）

材料：

丹參 10 克、益母草 10 克、紅花 5 克

做法：

所有材料用 800 cc 的熱水悶泡 10 分鐘後，去渣即可飲用。

注意事項：血虛者不宜飲用。

養肝清熱
玫瑰菊薄茶
（適合肝火型）

材料：

玫瑰花 6 克、菊花 6 克、薄荷 6 克

做法：

所有材料用 800 cc 的熱水悶泡 10 分鐘後，去渣即可飲用。

注意事項：氣虛者不宜飲用。

補血養血
丹參補血茶
（適合血虛型）

材料：

丹參 10 克、枸杞子 10 克、紅棗 5 顆

做法：

所有材料用 800 cc 的熱水悶泡 10 分鐘後，去渣即可飲用。

● 中藥小知識

丹參： 用於婦女月經不調，痛經，經閉。本品功能活血化瘀，善調婦女月經，為婦科要藥。

薄荷： 兼入肝經，能疏肝解鬱，常配合柴胡、白芍藥、當歸等疏肝理氣調經之品，治療肝鬱氣滯，胸脅脹痛，月經不調。

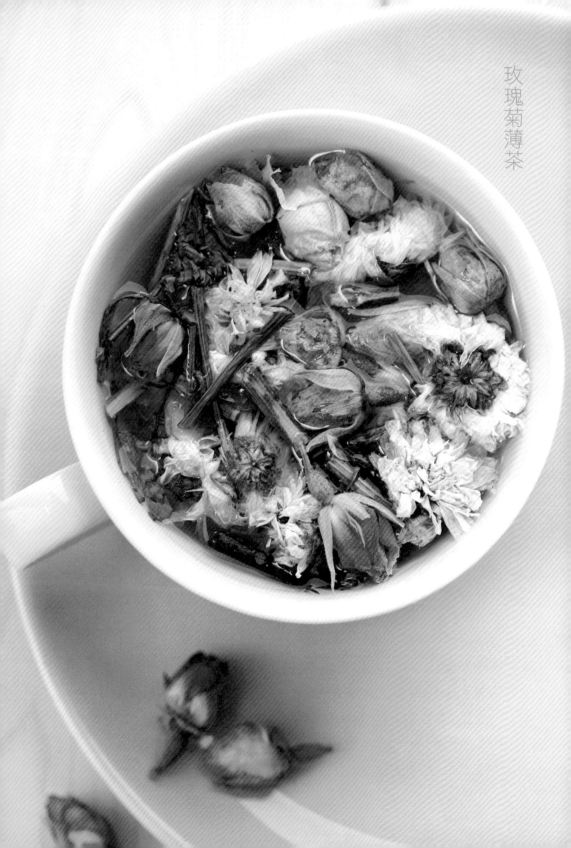

玫瑰菊薄茶

熱性、冷底、寒熱夾雜
特殊體質看過來

門診中常遇到病人問自己的體質屬於偏寒還是偏熱？基本上按照理論，人體的體質是有寒熱的區別，但是由於氣候、環境、飲食、睡眠、情緒因素影響下，人體的寒熱表現可能因為時間不同而不一樣，甚至很多人不是單純的偏寒或偏熱，可能是上熱下寒、寒熱夾雜的情形。

特殊體質的判斷與調理：

1. 熱性體質

面色黃赤，頭面部皮膚油，易長痘瘡、易煩躁，容易口乾舌燥、口臭，且喜歡喝冷飲，怕熱喜歡吹涼風，大便常便秘，小便顏色黃。婦女月經常提早來且量多、若有經痛熱敷不會緩解，若出汗風吹則容易感覺舒服。

怕熱體質的人，食物以甘平及涼性之食品為主要，酌量搭配溫性食物。儘量避免時常單獨吃燥熱性食品，以免上火。熱性體質的人身體代謝機能較旺盛，可飲用寒性的茶飲。

2. 冷底體質（寒性體質）

面色較蒼白，四肢手腳易冰冷，怕冷且喜喝熱水，容易感冒、易疲倦，若出汗風吹則容易覺得冷，大便不成形、小便多色淡，婦女多有白帶、月經常遲來且量少，若經痛熱敷可緩解。冷底體質（寒性體質），食物以甘平及溫性之食品為主要，酌量搭配涼性食物。儘量避免時常單獨吃生冷寒性食品。因大部份蔬菜性多寒涼，在烹調蔬菜時可加入辛溫之蔥、生薑、蒜及胡椒等調味品，可減輕其寒性。寒性體質的人身體代謝機能較慢，不適合飲用冰涼飲品。

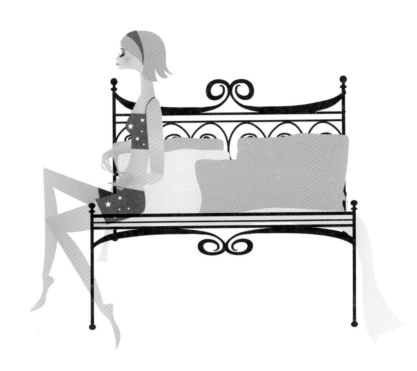

冷底體質（寒性體質）者，也可以參考前面第 116 頁「改善手腳冰冷，拒當冰棒美人」來做調理改善。

3. 上熱下寒、寒熱夾雜體質

指患者在同一時期內，上部表現為熱性，下部表現為寒性的證候，身上同時出現寒熱夾雜的症狀。這類體質，生冷寒性及燥熱食品均不宜多食，因為過食寒性食品易傷陽氣，而過食熱性食品易傷陰液及助長熱性。

許多人的體質表現並不一定非常典型，尤其有的人喜食冰冷瓜果，加上現代人生活壓力大，飲食不節，日夜不分，因此使得許多人都有著寒熱夾雜的體質，即所謂的「冷熱不和」，飲寒食溫都會感覺身體不適。上熱下寒、寒熱夾雜體質的人宜常吃甘平易吸收的食物，輪流或同時食用涼性及溫性食物。

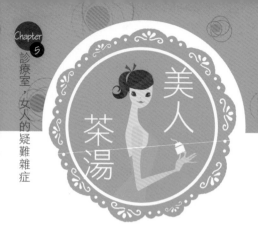

美人茶湯

清熱生津
桑菊薄根茶
（適合熱性體質）

材料：

桑葉、菊花、白茅根各 10 克，薄荷 6 克

做法：

白茅根洗淨切碎，與桑葉、薄荷、菊花放壺內，沸水沖泡，代茶飲。

注意事項： 寒性體質者不宜飲用。

調理寒熱
薑棗芍甘茶
（適合寒熱夾雜體質）

材料：

生薑、白芍藥各 10 克、紅棗 3 顆、甘草 5 克

做法：

生薑洗淨切片，與紅棗、白芍藥、甘草一起用 800 cc 的熱水悶泡 10 分鐘後，去渣即可飲用。

溫熱祛寒
參耆桂茶
（適合寒性體質）

材料：

肉桂 3 克、黃耆 10 克、高麗參 10 克

做法：

所有材料用 500 cc 的熱水悶泡 10 分鐘後，去渣即可飲用。

注意事項： 熱性體質者不宜飲用。

● 中藥小知識

白茅根：

能清熱利尿，可用治熱淋、小便不利、水腫及濕熱黃疸等證。本品味甘性寒，能清泄肺胃蘊熱，適用肺胃有熱諸證。

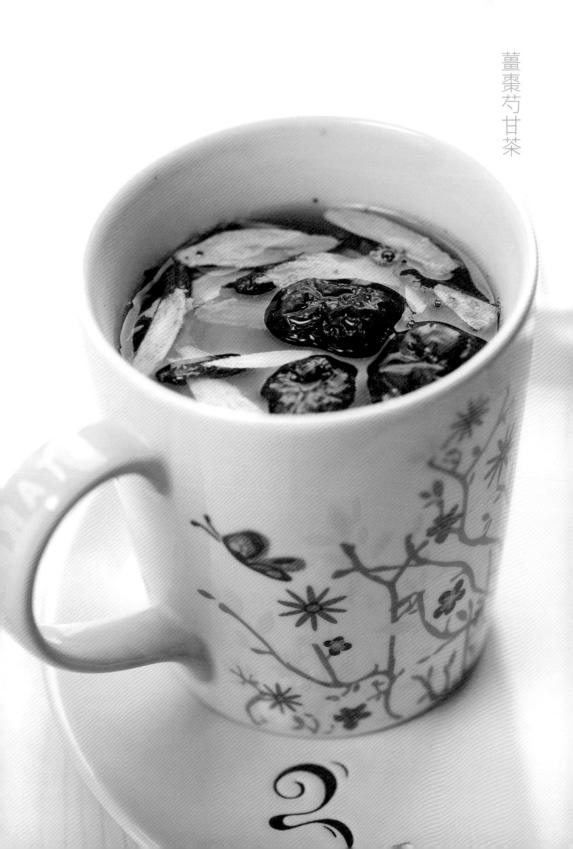

薑棗芍甘茶

白帶的 4 種
體質調理

中醫治白帶重視體質調理,從中醫觀點而言,白帶可能並非局部的問題,有可能是全身性的體質異常。因此,除了重視白帶的量、顏色、性質之外,更要重視身體其它各部的症狀,也就是要整體性的「辨證」治療。

中醫將白帶分為 4 種類型:

1. 脾虛型:

帶下量多,色白或淡黃,質黏稠無臭味,長期纏綿不癒,下體也不癢,病人常面色白,手腳冰冷,四肢容易腫脹,精神痿靡、體力欠佳,胃口差,大便拉稀。平時可以薏仁、山藥、芡實、白果等煮成粥,當成食療服用。

2. 腎陽虛型:

白帶量多,分泌物較稀薄,色白如雞蛋清,腰痛腰痠難耐,小腹寒冷,易感冒,夜尿多次,四肢冰冷、怕冷。或有頭暈耳鳴、夜間頻尿等腎虛症狀。

3. 腎陰虛型:

白帶量亦多,色質黃紅不定呈淡紅或赤白帶,質稍黏稠,陰部會乾澀有灼熱感,面部灼熱,失眠夜晚多夢。除了也會腰痠、耳鳴、頭昏眼花外,還有手腳心發熱、咽乾口燥、心煩、多夢、睡不著覺等症狀。

4. 濕毒型:

帶下量多,白帶色黃質黏稠,有臭味或豆腐渣樣或白色黏稠樣白帶,外陰癢,小便黃少。此型類似於西醫的炎症反應,故可能有下腹疼痛、陰部灼熱痛、尿

黃量少等症狀。同時可配合苦參根、椿皮、蛇床子、地膚子、白蘚皮等藥煎煮，用來浸泡、外洗陰部。

若因帶下多，陰癢不適，中藥的外洗劑也是不錯的選擇。若帶下為黃色或黃綠色，伴有異味或惡臭味，並覺得搔癢者，可用清熱方（蛇床子 1 兩、連翹 3 錢、土茯苓 3 錢、黃柏 3 錢），將這些藥材以不織布包好，用 2000 cc 水煮 20 分鐘，靜待水變溫，坐浴 10 分鐘後直接擦乾，不必再用清水沖洗，連續使用 3 ～ 5 天就可揮別隱癢。

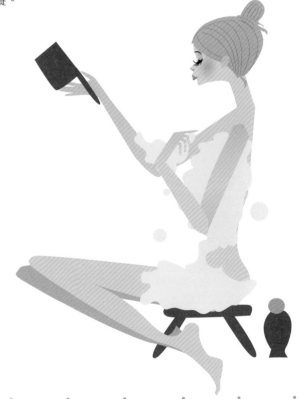

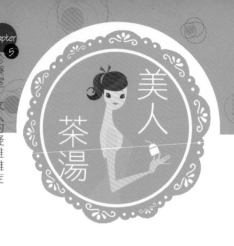

益脾祛濕
四味健脾茶 （適合脾虛型）

材料：

薏苡仁 5 克、山藥 10 克
白茯苓 15 克、芡實 10 克

做法：

所有材料用適量的水煮開後，
即可食用。

注意事項： 易便秘者小心食用。

溫腎壯陽
紅杞助腎飲 （適合腎陽虛型）

材料：

巴戟天 3 克、菟絲子 6 克
枸杞 6 克、紅棗 4 粒、何首烏 3 克

做法：

所有材料用 1000 cc 的水煮開後，
去渣即可飲用。

注意事項： 熱性體質者不宜飲用。

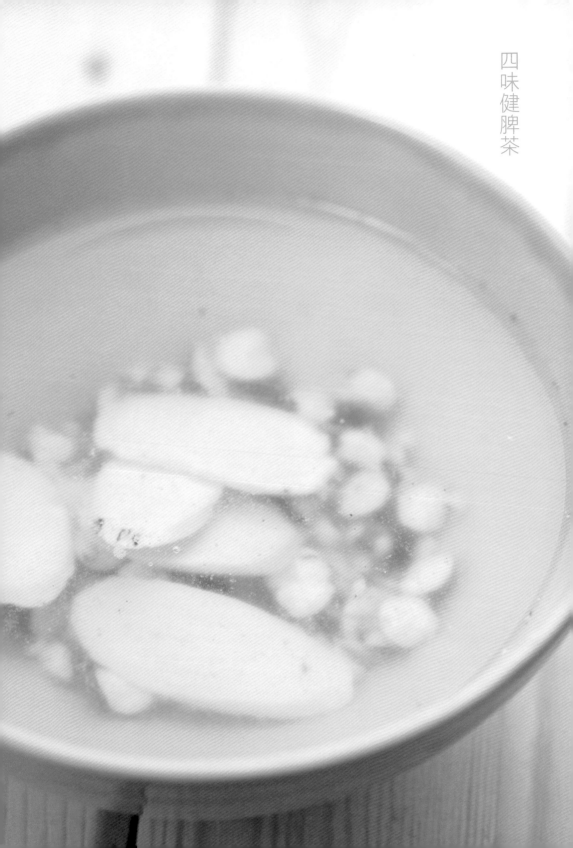

四味健脾茶

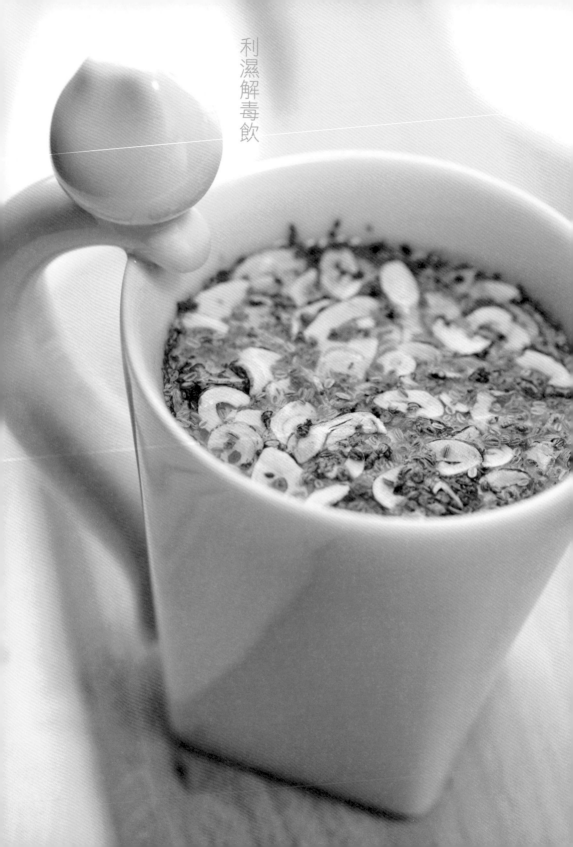

利濕解毒飲

利濕解毒
利濕解毒飲
（適合濕毒型）

材料：

蛇床子、地膚子、
白蘚皮各 20 克

做法：

所有材料用 1000 cc的水煮開後，
去渣即可飲用。

注意事項：氣虛者不宜飲用。

滋養腎陰
香附逍遙茶
（適合腎陰虛型）

材料：

枸杞 10 克、菊花 10 克、女貞子 5 克、
何首烏 10 克

做法：

所有材料用 1000 cc的水煮開後，去渣
即可飲用。

注意事項：脾胃虛寒易腹瀉者不宜飲用。

● 中藥小知識

巴戟天：能溫腎壯陽益精，常用於治療腎陽虛弱的陽痿，不孕，月經不調。

女貞子：可以補腎滋陰，養肝明目，滋養通便、烏鬚、益陰。

蛇床子：性味辛苦溫，能燥濕殺蟲止癢，治婦女陰癢。

地膚子：有清熱利濕、止癢作用。

白蘚皮：清熱瀉火解毒，祛風止癢。

Chapter 6

中醫茶飲
秘技大公開
教你調配適合自己的養生茶飲

調配一杯適合自己
的養生茶湯
P.160

適性適體質的多種
四物湯
P.166

四物湯用處多多
P.162

血寒溫血好氣色
P.168

血熱涼血攝精氣
P.176

血虛補血好美麗
P.172

血瘀行血好健康
P.180

生化湯怎麼用
P.184

中將湯怎麼用
P184

調配一杯適合自己的養生茶湯！

這一章我要教大家如何從疾病原因的角度去推測自己的症狀，來根本改善自己的體質，也就是教大家可以像中醫師一樣來調理自己、開立適合自己的茶飲。

中醫在治療時要辨病證以定處方用藥。所謂證，即針對病人所表現的各種症狀，根據中醫的理論分析歸納出主要證型，再依此證型，推敲其發生的可能原因，與可能的後果，然後據此處方用藥。

宋代的《聖濟總錄》中有婦人「以血為本，以氣為用。」的論點，當時陳素庵提出「男子以氣為主，女子以血為主。」陳自明在《婦人大全良方》中提出了「大率治病，先論其所主。男子調其氣，女子調其血。」的主張。所以中醫強調的是「女子以血為本。」講究的是「氣血調勻，臟腑安和。」

依照你的血型，教你怎麼調養身體

讀者先別誤會，這裡指的血型，可不是指一般驗血所驗出的 A、B、O、AB 的血型，而是中醫臨床上有所謂血之為病的 4 種證型，分別為血虛、血瘀、血寒、血熱 4 類；當然，針對各證型的治療方法則分別為補、行、溫、涼 4 種。

1. 血虛則補：

血虛是指血液不足，或血的濡養功能減退的一種病理變化。血虛宜補，選用當歸、熟地、首烏、阿膠等藥。補血藥多滋膩，可妨礙消化，故對消化不好的人宜慎用，或是加上健脾和胃藥來加強脾胃之健運。

2. 血瘀則行：

血瘀是指血液運行遲緩和不流暢的病理狀態。瘀者行之，總以祛瘀為要。血瘀宜行，選用丹參、赤芍、桃仁、紅花、川芎等藥。

3. 血寒則溫：

血寒是指寒邪侵襲經絡，氣血流行不暢，或平素體質陽虛，虛寒內生，而致氣血凝滯而言，以寒痛為其臨床特徵。以溫經散寒藥通經活絡，與調和血分、推動血分之品相配伍。血寒宜溫，選用當歸、川芎、肉桂等藥。

4. 血熱則涼：

血熱是火熱熾盛，火熱逼迫血分亂跑或發熱，以出血和熱象為臨床特徵。熱者寒之，故血熱多選用清熱涼血和涼血止血之品治之。血熱宜涼，選用生地、旱蓮草、白茅根等藥。

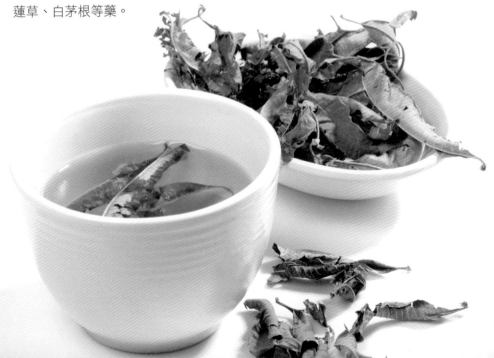

四物湯用處多多

女人以血為本，多用四物湯來調理體質。四物湯，出自宋朝《太平惠民和劑局方》，由酒浸當歸、川芎、芍藥、地黃等 4 味藥組成。其中因為藥物本身的選擇不同，加以相互之間搭配變化，而使本方呈現活血、止血、養血、涼血、補血等不同功效。（如表 1）

 （表 1） 四物湯依功效不同選用藥材

	當歸	芍藥	川芎	地黃
活血	當歸尾	赤芍	量要大	視涼血或補血而定
止血	當歸頭	炒白芍	量要少	熟地黃
養血	全當歸	炒白芍	量要少	熟地黃
涼血	當歸身	生白芍	一般用量	生地黃
補血	當歸身	炒白芍	一般用量	熟地黃

接下來就要從最常用的四物湯開始解說，包括四物湯內各個藥的功效、四物湯的運用。也會教大家選擇四物湯內的幾味藥再簡單加上數味藥，就可以開立適合證型的茶飲。

四物活血補血 女人補身佳品

當歸

李東垣說：「頭止血而上行，身養血而中守，尾破血而下流，全活血而不走。」說明當歸頭、身、尾各有功效上的差異。

甚至在明、李士材《雷公炮製藥性解》中還說：「若全用不如不使，服食無效，單使妙也。」一般為生用，若加強活血則用酒炒製。現代研究有些人胃腸會對當歸精油過敏，食用後易有腹瀉現象發生，《本草備要》：「然滑大腸，瀉者忌用。」

地黃

有生地黃、乾地黃、熟地黃之分，生則寒，乾則涼，熟則溫。

熟地黃因為含有較多的黏多醣體，性較滋膩，容易妨礙腸胃消化吸收，須經過一定的炮製過程，方可使用。《本草備要》：「為補血之上劑，以好酒拌砂仁末，浸蒸晒九次用。」

芍藥

有白芍、赤芍 2 種。「白芍補而收，赤芍瀉而散，白益脾，能於土中瀉水，赤散邪，能行血中之滯。」《本草求真》：「赤芍藥與白芍藥主治略同。但白則有斂陰益營之力，赤則只有散邪行血之意；白則能土中瀉木，赤則能於血中活滯。」臨床運用，活血則用赤芍，補血則用白芍。

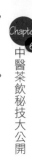
川芎

為血中氣藥，所謂氣行則血行，故方中用之推動血行。「性善散，…然香竄辛散，能走泄真氣。」明‧張景岳《本草正從》：「芎，歸俱屬血藥，而芎之散動尤甚於歸，多服久服，令人走散真氣，能致暴亡，用者識之。」

燥熱體質、脾胃不佳 宜調整服用

燥熱體質或者脾胃不佳而容易腹瀉則不宜使用，或必須調整劑量或藥物才能服用。熱性體質服用四物湯方，常會出現口乾舌燥或口腔潰瘍、長青春痘，甚至造成經血量過多或經期提前，中醫師會將熟地改成生地以免過於燥熱，或依病情加其他藥下去。

由於四物補血滋陰，當歸油脂多，熟地滋膩不易消化，所以腸胃功能不好服用四物湯就容易出現腹漲或腹瀉，並不適用原四物處方，一般可以調整為減少地黃或當歸，或加其他藥。

臨床常見患者因體質不同服用四物湯後易出現 5 大症狀：青春痘、腹脹、腹瀉、經行點滴不止及口乾口破喉痛，可視症狀調整藥物後應可避免。（如表 2）

懷孕或男生可不可以吃四物？

常見的 2 個疑問是懷孕或男生可不可以吃？以孕婦來說若單用四物湯，方中之當歸、川芎可能氣味過於強烈易致動胎，所以須減歸、芎之用量，或再加味。而男生若出現血虛之症狀，是一樣適合服用四物湯的。

若用於調經時，須注意服用的時機必須在月經經期過後，曾見不少患者在經期間自行服用四物湯，結果出現經行點滴多日不止。臨床病患常提出四物湯是否要經常性服用的問題，其實只要仍有血虛證候就可以持續使用，至於女性虛寒性的原發經痛、經前證候群的改善或一般性的經期調養，只需要在月經過後，服用 3～5 帖即可。

 （表 2） 常見 5 大服用四物湯後 易出現症狀及避免方法

症狀	可能原因	避免方法
青春痘	熱性體質	改用生地、生白芍
腹脹	腸胃不好	減地黃，或加木香、陳皮
腹瀉	腸胃不好	減當歸，或加乾薑、白朮
經行點滴不止	熱性體質	加阿膠、艾葉、甘草
口乾或口破 或喉痛	熱性體質	加少量黃柏、知母

適性適體質的
多種四物湯

中醫著名方劑——四物湯，是用：當歸、地黃、芍藥、川芎等 4 味中藥組成。一般婦女往往作為月經後之補血調理，可參考下列配量：當歸 2 錢、地黃 3 錢、白芍藥 3 錢、川芎 2 錢。3 碗水煮成 2 碗水，分早晚 2 次溫服。四物湯男女皆可服用，但要注意，傷風、咳嗽、感冒發熱期間，不宜飲用。婦女經期、懷孕、生育皆與血有關，故四物湯自古即為婦科主方。但四物湯臨床之運用需依患者症狀、體質等不同而加減運用，一般而言，四物湯有下列幾個變通劑型可供參考：

1. 八珍湯

四物湯加四君子湯名為八珍湯，是補血兼補氣的方劑。四君子湯的通常配量是黨參 3 錢、白茯苓 3 錢、白朮 2 錢、甘草 1 錢。

2. 十全大補湯

是八珍湯再加入黃耆 3 錢、肉桂 1 錢、共 10 味藥，故名十全大補湯，其適用範圍為氣血兩虛，倦怠無力、食欲不振、四肢無力等症狀，或病後、開刀後之增加體力最佳方劑。

3. 聖愈湯

四物湯加人參、黃耆 2 味，就變成「聖愈湯」。聖愈湯功效補氣養血。主治一切失血或血虛、煩渴躁熱、睡臥不寧。婦女月經超前、量多色淡、其質清稀、小腹兩側有空墜感、心慌氣短，倦怠肢軟、食欲差。本方適用於氣血兩虛之證。方中人參、黃耆、大補元氣；當歸、川芎、熟地、補血和血；生地清熱涼血。

諸藥合用，共奏補養氣血之功。

4. 膠艾湯

四物湯加阿膠、艾葉、甘草3味。膠艾湯功效養血止血，調經安胎。主治婦人血虛有寒證。崩漏下血，月經過多，淋漓不止。

5. 佛手散

四物湯除掉芍藥、地黃，湯劑名為「芎歸湯」，散劑（研粉）就稱「佛手散」；佛手散根據古籍記載能：「治妊娠胎動下血，或因傷動，子死腹中，下血疼痛，口噤欲死，服此探之，不損則痛止，已損則立下。及橫生倒生，交骨不開，產後血暈昏亂，崩中金瘡，去血過多等證。」

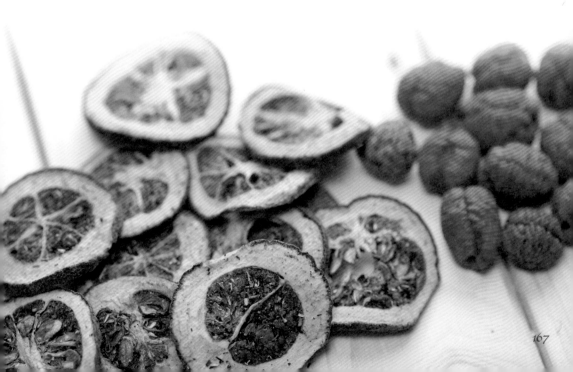

血寒溫血好氣色

血寒即血分有寒，是指陰寒邪氣侵犯血分、或人體氣虛無法溫養經絡氣血，而出現血脈凝滯等臨床表現的概稱。主要臨床表現為：肢體麻木，皮膚乾燥不光澤，手足四肢冷，怕寒怕吹到冷風，喜溫暖，月經延後，痛經等。

血寒證可出現在多種疾病中，婦人見血寒證，主要表現為月經過期，月經量少出血不順暢，色暗淡有塊，或經閉、痛經，或產後惡露不淨，小腹冷痛，子宮寒冷不孕等。

1. 血寒月經過少

屬月經過少證型之一。症見經來量少，色黯有塊，排出不暢，小腹冷痛，得熱則減，治以溫經散寒，養血活血，方劑常用艾附暖宮丸。

2. 血寒經行後期

屬經行後期證型之一。亦名血寒經遲。症見經期混亂或延後，量少，色暗有塊，小腹絞痛，得熱痛減，面色青白，形寒畏冷，治宜溫暖經絡、推動打通阻止滯的地方，方劑常用溫經湯。

溫經散寒的溫經湯，出自《金匱要略》一書，有吳茱萸、當歸、白芍藥、川芎、人參、桂枝、阿膠、丹皮、生薑、甘草、半夏、麥門冬等藥。這裡教大家取四物湯當中的全當歸、白芍藥、川芎，加上人參、甘草做成溫經散寒的茶飲，可以對血寒的體質做調理。

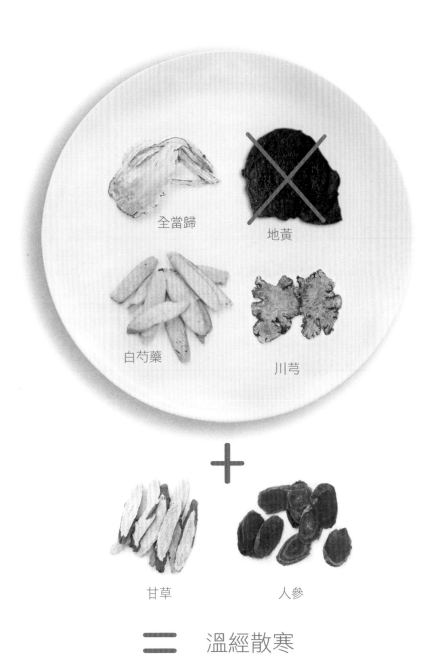

全當歸　　地黃

白芍藥　　川芎

＋

甘草　　　人參

＝　　溫經散寒

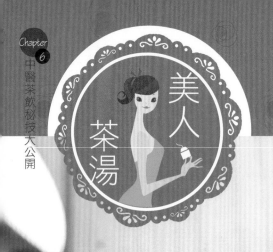

美人茶湯

溫經散寒

當歸人參茶

材料：

甘草 10 克，人參 20 克，全當歸 60 克，
白芍藥、川芎各 20 克

做法：

所有材料用 1000 cc的水煮開後，去渣即
可飲用。

注意事項：

正在感冒或發炎者不宜飲用。

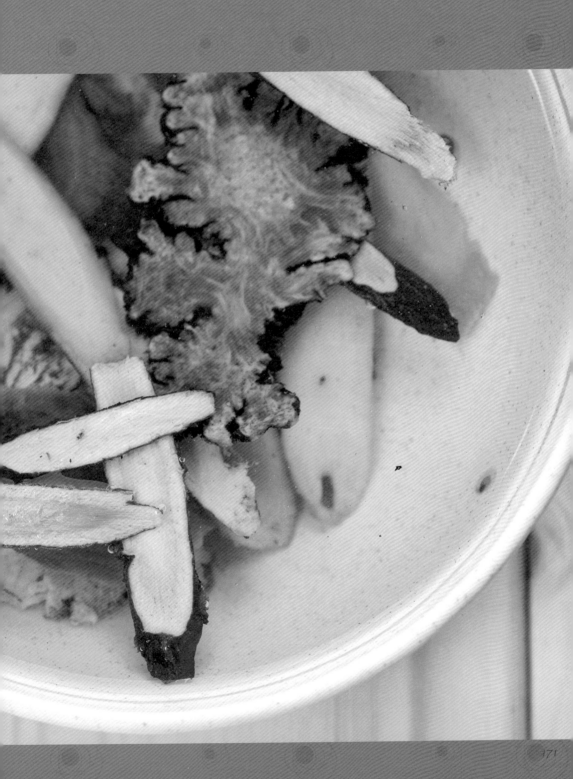

血虛補血好美麗

血虛證是體內血液失於濡養，肢體臟腑百脈而出現的全身性衰弱證候的總稱。主要臨床表現為：面白無華或萎黃，唇色淡，指甲色淡，頭暈目眩，心悸，手足發麻，女子月經量少，延期，甚則經閉。血虛證常見於心悸、眩暈、頭痛、便秘、腰痛、月經過少、虛經行後期…… 等疾病中。

1. 血虛心悸

如在心悸病中見血虛證，臨床表現以心悸、頭暈、失眠多夢、面白無華、倦怠乏力，甚至易有情緒低落或驚慌感。治宜補血養心安神，方劑常用歸脾湯或用炙甘草湯。

2. 血虛眩暈

若在眩暈病中見血虛證，臨床每以眩暈於勞累後發作或加重，面白無華，唇甲蒼白，常兼見神疲乏力，少氣懶言，食欲減退，心悸失眠等症為特點。治宜益氣養血，方劑常用歸脾湯。

3. 血虛頭痛

若在頭痛病中見血虛證，臨床表現為頭痛頭暈，隱隱作痛，操勞則甚，心悸失眠，神疲乏力，食欲不振。治宜補養氣血，方劑常用八珍湯。

4. 血虛便秘

若在便秘病中出現血虛證，臨床表現以大便秘結，想上上不出來，面色不華，唇舌色淡，頭暈目眩，心悸。方劑常用潤腸丸。

5. 血虛腰痛

血虛腰痛：因血虛筋脈失養所致的腰痛，多為隱隱酸痛。方劑常用四物湯加減。

6. 血虛月經過少

血虛月經過少：症見月經量少，或點滴1～2天便乾淨，色淡質稀，面色萎黃，頭暈眼花，耳鳴心悸，小腹空痛等。治宜益氣補血，方劑常用人參滋血湯（《產寶百問》：人參、山藥、茯苓、當歸、熟地、白芍、川芎）、人參養榮湯等。

7. 血虛經行後期

血虛經行後期，月經過期而來。症見月經延後，量少而色淡，面色萎黃，皮膚不潤，目眩心悸，小腹空痛，身體瘦弱等。治宜補血養營益氣。方劑常用人參養榮湯、當歸補血湯、人參滋血湯等。

總之，證候雖同，但在不同疾病中，其表現各有特點，臨床上可根據各自病證的特點進行辨治。

人參養榮湯，由人參、黃耆、白朮、陳皮、當歸、茯苓、白芍藥、肉桂、熟地、遠志、五味子、生薑、大棗、甘草組成。這裡我教大家取四物湯當中的當歸身、白芍藥、熟地黃，加上人參、黃耆、甘草、大棗做成補血益氣的茶飲，可以對血虛的體質做調理。

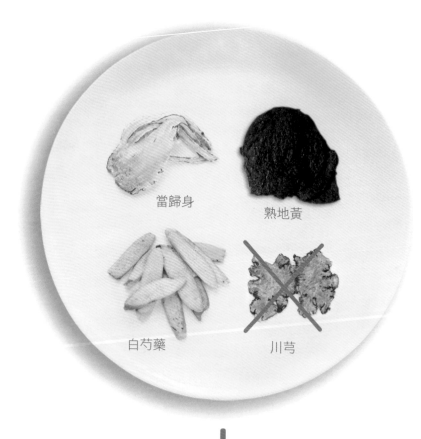

當歸身　　　　熟地黃

白芍藥　　　　川芎

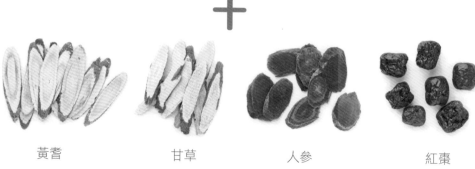

黃耆　　　甘草　　　人參　　　紅棗

二　　補血益氣

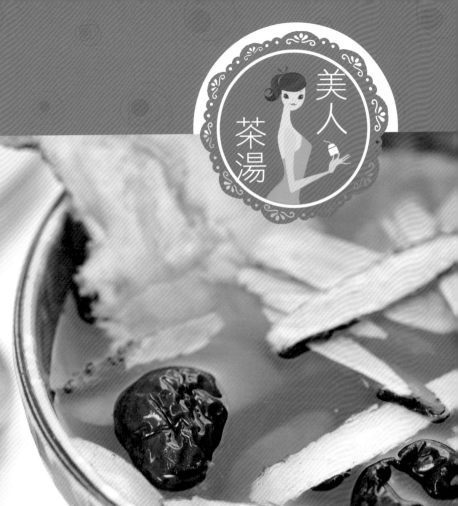

美人茶湯

補血益氣
參耆當歸茶

材料：

黃耆 20 克，人參 20 克，當歸身 60 克

熟地黃、白芍藥各 20 克，甘草 10 克，紅棗 15 克

注意事項：

正在感冒或發炎者不宜飲用。

做法：

所有材料用 1000 cc 的水煮

開後，去渣即可飲用。

血熱涼血攝精氣

血熱是火熱熾盛，火熱逼迫血分亂跑或發熱，以出血和熱象為臨床特徵。血熱證常見於婦女的「月經先期」、「經期延長」、「月經過多」、「崩漏」、「經閉」等疾病中。

1. 血熱月經先期、經期延長

陰虛內熱的人常見月經先期、經期延長，治宜養陰清熱涼血，方劑常用兩地湯（生地、地骨皮、白芍藥、玄參、麥冬、阿膠）。

2. 血熱月經過多、崩漏

陽盛實熱的人常見月經先期、月經過多、崩漏，治宜涼血清熱，方劑常用清經散（丹皮、地骨皮、白芍藥、熟地、青蒿、黃柏、茯苓）、清熱固經湯（黃芩、焦梔子、生地、地骨皮、地榆、藕節、阿膠、陳棕炭、炙龜板、牡蠣、甘草）。

3. 血熱經閉

血熱造成經閉者，多因形體消瘦者多陰虛血虧，血虛生熱，血少而澀滯不行。治宜補血滋陰，方劑常用人參四物湯（人參、當歸、川芎、生地、白芍藥、知母、麥門冬、炙甘草、生姜、大棗）。

這裡我教大家取四物湯當中的白芍藥、生地黃，加上地骨皮做成涼血清熱的茶飲，可以對血熱的體質做調理。

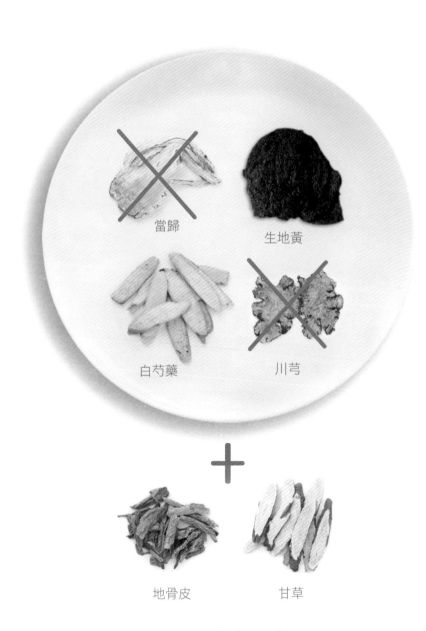

當歸

生地黃

白芍藥

川芎

+

地骨皮

甘草

二　涼血清熱

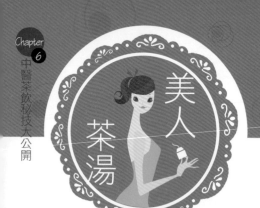

美人茶湯

涼血清熱

地骨皮茶

材料：

生地黃、白芍藥各 20 克，地骨皮 40 克，甘草 10 克

做法：

所有材料用 1000 cc的水煮開後，去渣即可飲用。

注意事項：

寒性體質者不宜飲用。

● 中藥小知識

地骨皮：枸杞的根皮，能涼血退熱降火。

赤芍：清熱涼血，散瘀止痛。

生地黃：清熱涼血，養陰生津。

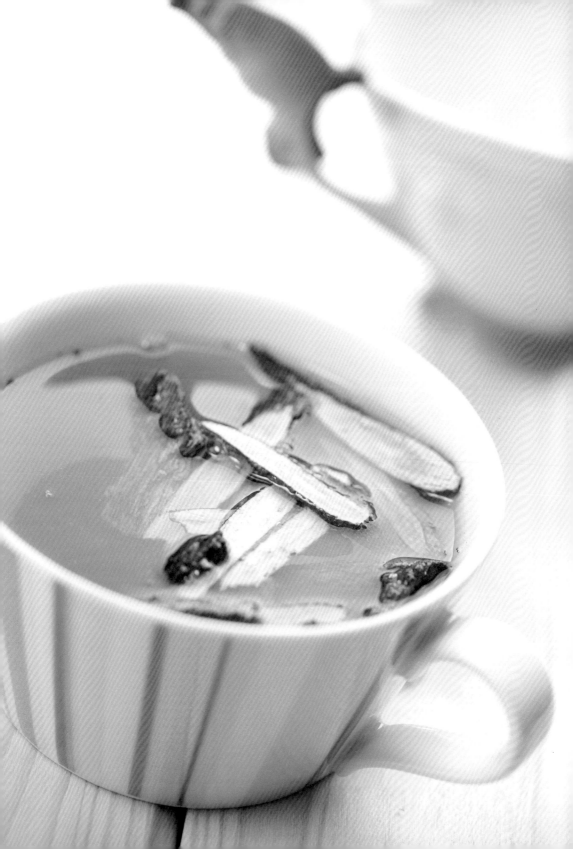

血瘀行血好健康

血瘀的一般臨床症狀常見身體有固定痛點，呈刺痛感、面色黧黑或萎黃或暗沉、皮膚乾燥無光澤，皮膚紅點、紫斑等。經行疼痛時部位固定，痛如錐刺，色紫黯有塊，下腹部發脹、壓痛。舌質略紫或見瘀斑，脈細澀。血瘀證常見於婦女「月經過少」、「崩漏」、「經閉」、「經行後期」、「痛經」等疾病中。

1. 血瘀月經過少：

多因被寒氣凝結或氣血阻滯而瘀血在內停留，造成血行阻滯不順暢而月經量少。瘀血因寒凝者，經行量少腹墜痛，色暗有塊，小腹涼痛甚於脹，接近熱的東西會較舒服，喜歡溫暖的東西但不喜歡被按壓疼痛的地方，四肢冷而不溫暖，血塊出來後疼痛減輕，治宜溫暖經絡、活絡血脈、打通瘀血阻滯的地方，方劑常用少腹逐瘀湯；瘀血因於氣滯者，症見經血量少，色紫有塊，塊下痛減，小腹兩側脹甚於痛，排氣後脹痛較減，經前常伴乳房脹痛、胸脅脹滿、煩躁易怒，治宜行氣活血，方劑常用膈下逐瘀湯等。

2. 血瘀崩漏：

屬崩漏證型之一。症見經血淋漓不斷或驟然下血量多，或經閉數月後又忽然暴下，色紫暗有塊，小腹疼痛按壓不適，血塊排出後痛減，治宜活血行瘀，方劑常用逐瘀止血湯（生地、大黃、赤芍、丹皮、當歸尾、枳殼、龜板、桃仁）。

3. 血瘀經閉：

經閉證型之一。症見經閉不行月經數月不通，小腹疼痛按壓不適，舌邊紫黯或有瘀點，治宜活血祛瘀，行氣止痛，方劑常用膈下逐瘀湯。

4. 血瘀經行後期：

經行後期證型之一。多因氣滯、寒凝，以致瘀血在內形成阻滯，經血不能按時下達子宮所致。氣滯血瘀者，症見經期混亂或延後，經量澀少，經血色紫暗有塊，小腹兩側（又稱少腹）脹痛隱痛，痛引腰部或乳房脹痛，排氣後較舒服，治宜行氣活血化瘀，方劑常用過期飲；寒凝血瘀者，月經延後，經血色暗有塊，經行腹墜痛，小腹冷痛，喜歡溫暖的東西但不喜歡被按壓疼痛的地方，接近熱的東西會較舒服，四肢冷而不溫暖，血塊去後得舒，宜溫經活血化瘀，方劑常用少腹逐瘀湯。

血瘀痛經，痛經證型之一。症見經前或經行之時，小腹刺痛拒按，痛甚於脹，按之痛甚，經血量少、有塊，淋漓不暢，血塊出來後疼痛減輕，治宜活血祛瘀，方劑常用膈下逐瘀湯。

活血調經的方劑常用逐瘀湯系列的方藥。常見症狀與湯方如下：

血府逐瘀湯

症狀：瘀阻造成月經過少、閉經的，常用活血調經

藥材：生地、牛膝、桃仁、紅花、柴胡、枳殼、當歸、川芎、赤芍、桔梗、甘草

膈下逐瘀湯

症狀：氣滯血瘀造成痛經、經行腫脹的，常用行氣活血

藥材：延胡索、枳殼、烏藥、香附、當歸、川芎、赤芍、桃仁、紅花、五靈脂、
　　　丹皮、甘草

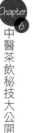
少腹逐瘀湯

症狀：對於寒濕凝滯造成痛經的，常用溫經活血止痛

藥材：小茴香、乾薑、肉桂、延胡索、當歸、川芎、赤芍、蒲黃、五靈脂、沒藥

這裡我教大家選用 3 個逐瘀湯都有的當歸尾、川芎、赤芍加上紅花來做成茶飲，可以對血瘀的體質做調理。

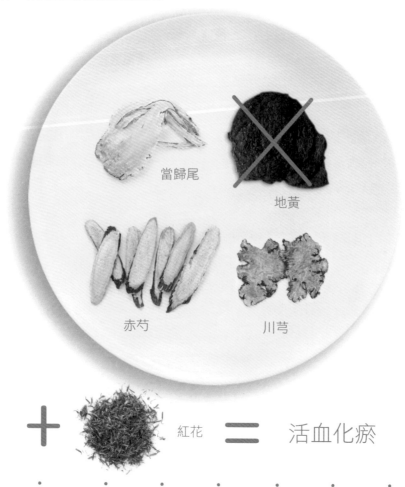

當歸尾

地黃

赤芍

川芎

＋   紅花 ＝ 活血化瘀

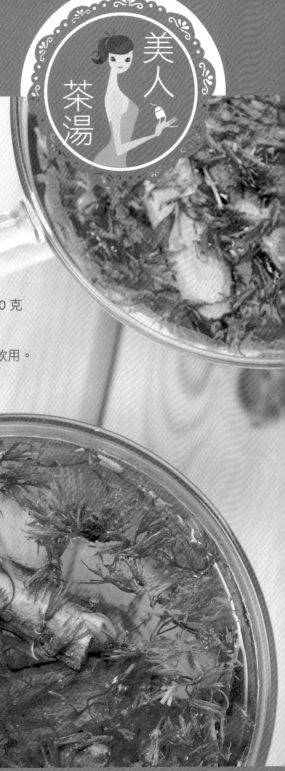

活血化瘀

赤芍紅花茶

材料：

當歸尾 60 克，赤芍、川芎各 20 克，紅花 10 克

做法：

所有材料用 1000 cc的水煮開後，去渣即可飲用。

注意事項：

正在感冒或發炎者不宜飲用。

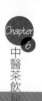
中將湯怎麼用

中將湯組成

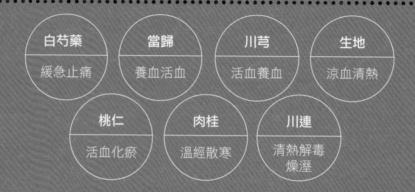

白芍藥 緩急止痛	**當歸** 養血活血
川芎 活血養血	**生地** 涼血清熱
桃仁 活血化瘀	**肉桂** 溫經散寒
川連 清熱解毒燥溼	

使用時機：生理期前、後均可服用（經前症候群嚴重者，建議經前服用）。

禁忌：燥熱性體質不適合。

生化湯怎麼用

生化湯組成

當歸	性甘味辛溫，有補血調經、活血止痛、潤腸通便功效。
川芎	性溫味甘，具有活血行氣、祛風止痛功效。
桃仁	性平味辛，有活血祛瘀、潤腸通便等作用。
乾薑	味苦澀，性溫，入肝、脾經，辛溫可增行血氣之力，有溫經止血、溫中止痛之效。
炙甘草	味甘，有補中益氣之效。

生化湯的 2 個重要使用時機：

1. 產後：幫助惡露排出。
2. 經期：幫助經血排出。

生化湯的建議使用方式

1. 生理期保養：經來第 1 ～ 2 日開始服用，每日 1 帖，連續服 2 ～ 3 日。
2. 產後：產後 1 ～ 5 日開始服用，連續服用 5 ～ 7 帖。

什麼情形不宜服用生化湯

1. 不正常出血的可能性（前置胎盤、植入性胎盤、血小板減少症）。任何感染。
2. 呼吸道感染（咽痛、發燒、發炎反應）。
3. 泌尿道感染（排尿痛、發燒）。
4. 子宮感染（惡露黏稠味道不佳）。

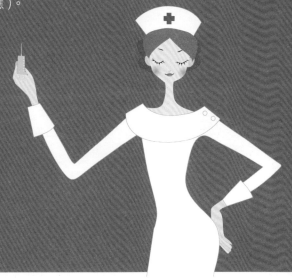

本書常用中藥圖鑑

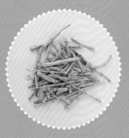

白茅根
能清瀉胃熱

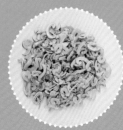

白蘚皮
清熱瀉火解毒，
祛風止癢

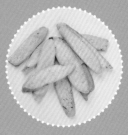

白芍藥
能緩解肌肉僵硬痠
痛，養血斂陰

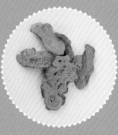

白朮
對於脾胃虛弱的
消化不良有幫助

白茯苓
能健脾利水滲濕

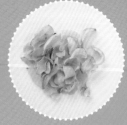

百合
有清心、補虛、
安神之功

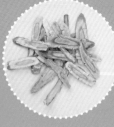

板藍根
中藥中常用的清
熱解毒藥

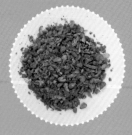

半夏
能燥濕化痰，
止嘔

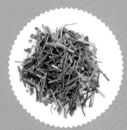

薄荷
疏散風熱，清利
頭目咽喉，透疹

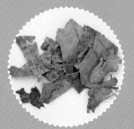

淫羊藿
有溫腎壯陽、益精
起痿之效

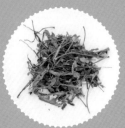

蒲公英
可清熱解毒、排膿
止痛，減少痘痘

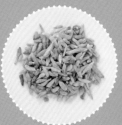

麥門冬
具潤肺養陰、益
胃生津的功效

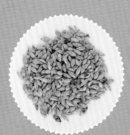

麥芽
用於消食健胃，斷
乳消乳房脹痛

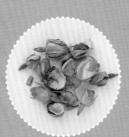

玫瑰花
芳香疏泄，有疏肝
解鬱之功

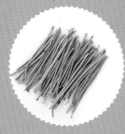

麻黃
能發汗解表，宣透
肺氣平喘

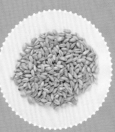

浮小麥
能斂汗，益氣，
除熱

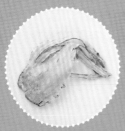

當歸
功在補血和血，調
經，止痛，潤腸

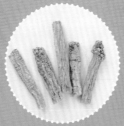

黨參
補中益氣，和脾
胃

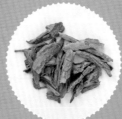

地骨皮
常用於治療陰虛發
熱，肺熱咳嗽

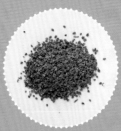

地膚子
有清熱利濕、止癢
作用

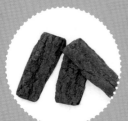

杜仲
能補肝腎，強筋
骨，暖下元

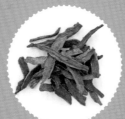

丹參
能活血化瘀，善調
婦女月經

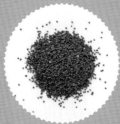

菟絲子
天然荷爾蒙成分高，
可美容養顏

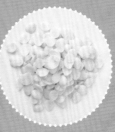

甜杏仁
具有滑腸通便的
作用

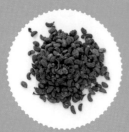

女貞子
補腎滋陰，養肝明
目，滋養通便

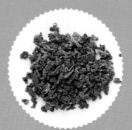

綠茶
清頭目，醒昏睡解
酒食，利大小便

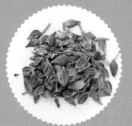

連翹
清熱解毒、消癰散
結、宣散透邪

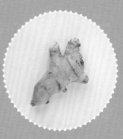

老薑
可增行血氣之力，
發汗解表

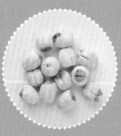

蓮子
能益腎固精，補
脾止瀉，止白帶

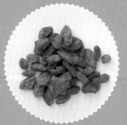

枸杞子
能補肝腎，明目

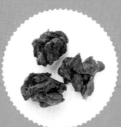

桂圓肉
能補益心脾，養
血安神

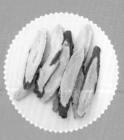

甘草
能益氣補中，清熱
解毒，祛痰止咳

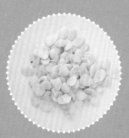

苦杏仁
能止咳平喘，潤
腸通便

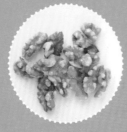

胡桃仁
能潤腸通便，有
滋補作用

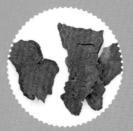

何首烏
益腎抗衰老、養肝
補血、益氣烏髮

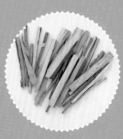

黃柏
清熱燥濕，瀉火解
毒可抑制細菌

黃耆
補氣升陽，益衛固
表，利水消腫

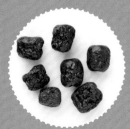

紅棗
能補中益氣，養血
安神，緩和藥性

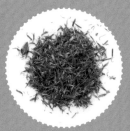

紅花
具有活血化瘀、消
腫止痛的功能

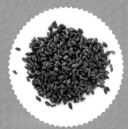

決明子
清肝益腎，明目，
利水通便

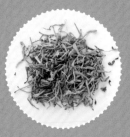

金銀花
可清熱解毒、排膿
止痛，減少痘痘

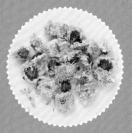

菊花
疏散風熱，平肝明
目，清熱解毒

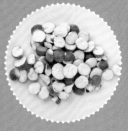

芡實
補中，益精氣，強
志，令耳目聰明

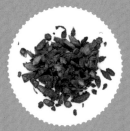

香附
可疏肝理氣解鬱、
調經止痛

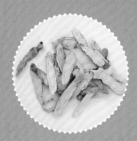

西洋參
補氣養陰，降火生津

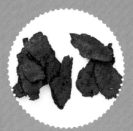

玄參
具有滋陰降火、清
熱解毒的功效

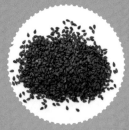

黑芝麻
防止掉髮的食補
材料，能補血通便

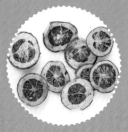

枳實
能行氣除脹滿、
消積導滯

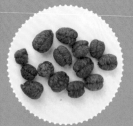

梔子
瀉火除煩，清熱
利濕，涼血解毒

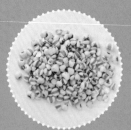

薏仁
利尿、消水腫，能利
水滲濕，健脾

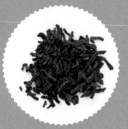

陳皮
能理氣健脾，燥濕
化痰

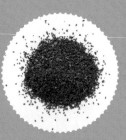

車前子
消水腫，清除濕熱，
清肝明目

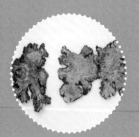

川芎
性溫味甘，能活血
行氣、祛風止痛

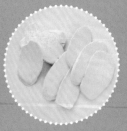

山藥
開胃健脾，潤肺補
腎，豐胸滋補

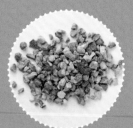

川七
有散血定痛的功效

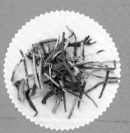

柴胡
能條達肝氣，疏肝
解鬱

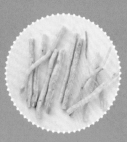

沙參
養陰清肺，益胃
生津

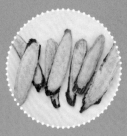

赤芍
清熱涼血，散瘀
止痛

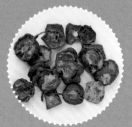

山楂
可消食化積，行
氣散瘀

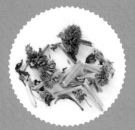

益母草
善於活血祛瘀調經，
利水消腫

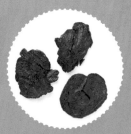

熟地
養陰補腎，常用於
治療月經不調

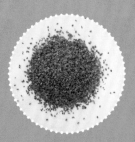

蛇床子
性味辛苦溫，能燥濕
殺蟲止癢

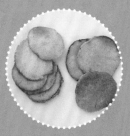

澤瀉
能利水滲濕，泄熱

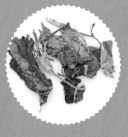

桑葉
有 疏 風 清 熱，明
目，潤肺止咳之功

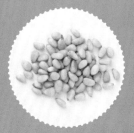

松子仁
滋陰養液，益氣血，
潤燥滑腸

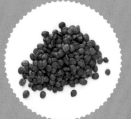

酸棗仁
有養心安神益智
功效

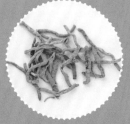

遠志
能改善心神不寧、失
眠健忘、不安

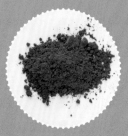

肉桂粉
能散寒止痛，溫
通經脈

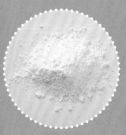

珍珠粉
潤膚美白抗老化

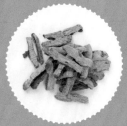

巴戟天
能溫腎壯陽益精。

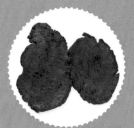

生地
涼血清熱，養陰生津

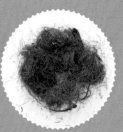

玉米鬚
利尿消腫

五味子
能斂肺滋腎，生津斂
汗，澀精止瀉

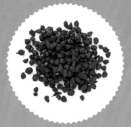

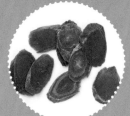

人參
能大補元氣，
添精神

美麗

是一步步堆疊而成

作　　　者	申一中
發 行 人	程顯灝
總 編 輯	呂增娣
主　　編	徐詩淵
編　　輯	吳雅芳、簡語謙
美 術 主 編	劉錦堂
美 術 編 輯	吳靖玟、劉庭安
行 銷 總 監	呂增慧
資 深 行 銷	吳孟蓉
行 銷 企 劃	羅詠馨
發 行 部	侯莉莉
財 務 部	許麗娟、陳美齡
印 務	許丁財
出 版 者	四塊玉文創有限公司
總 代 理	三友圖書有限公司
地　　址	106台北市安和路2段213號4樓
電　　話	（02）2377-4155
傳　　真	（02）2377-4355
E - m a i l	service@sanyau.com.tw
郵 政 劃 撥	05844889 三友圖書有限公司

總 經 銷	大和書報圖書股份有限公司
地　　址	新北市新莊區五工五路2號
電　　話	（02）8990-2588
傳　　真	（02）2299-7900
製　　版	統領電子分色有限公司
印　　刷	鴻海科技印刷股份有限公司
初　　版	2020年05月
定　　價	新台幣300元
I S B N	978-986-5510-18-3（平裝）

SAN YAU
http://www.ju-zi.com.tw
三友圖書
友直 友諒 友多聞

國家圖書館出版品預行編目 (CIP) 資料

美麗：是一步步堆疊而成 / 申一中作 . -- 初版 . --
臺北市：四塊玉文創，2020.05
　　面；　公分
ISBN 978-986-5510-18-3（平裝）

1. 中醫 2. 美容 3. 養生

413.21　　　　　　　　　　　109005204